IRENE LANG-REEVES | sexualität mit leib und seele

Irene Lang-Reeves

sexualität mit leib und seele

Mit aktivem Beckenboden
zu einer neuen Erotik

Brigitte Buch
im
Diana Verlag

MIX
Papier aus verantwortungsvollen Quellen
FSC® C014496

Verlagsgruppe Random House FSC-DEU-0100
Das für dieses Buch verwendete
FSC®-zertifizierte Papier *Munken Premium Cream*
liefert Arctic Paper Munkedals AB, Schweden.

BRIGITTE-Buch im Diana Verlag

Redaktion | Regina Carstensen
Herstellung | Gabriele Kutscha
Satz | Leingärtner, Nabburg
Druck und Bindung | GGP Media GmbH, Pößneck
Printed in Germany 2011
978-3-453-28532-3

www.diana-verlag.de

Inhalt

Vorwort

Wenn mir jemand als junge Erwachsene prophezeit hätte, dass ich einmal diesen Ratgeber schreiben würde, hätte ich ihn für verrückt erklärt. Sex bereitete mir damals wesentlich mehr Probleme als Freude. In meiner ersten Beziehung kam mir die Lust recht schnell abhanden – und ich fühlte mich als Frau zutiefst ungenügend. Zwar »funktionierte« alles zufriedenstellend, aber ich habe mir damals oft die Frage gestellt: Kann das wirklich alles gewesen sein? Oder ist da noch mehr?

Zuerst vermutete ich, dass mit mir etwas nicht in Ordnung ist. Ich erforschte ausgiebig mein Innenleben und strengte mich wirklich sehr an, um meine Lustlosigkeit zu überwinden – bis mir langsam dämmerte, dass ich nicht »defekt« war. Vielmehr fehlte mir etwas im Sex. Mit etwas mehr Selbstvertrauen ausgestattet, wagte ich mich daraufhin in ein Tantra-Training mit meinem damaligen Partner – auf der Suche nach diesem »Mehr« in der Sexualität. Wir gingen durch wechselvolle Zeiten, die mich zweierlei lehrten. Erstens: Es warten spannende und bereichernde erotische Erfahrungen auf einen, wenn man bereit ist, ein wenig abseits des Gewohnten zu suchen. Und zweitens: Viel wichtiger als jede »Liebestechnik« ist mir eine innere Qualität beim Sex. Wenn ich mich nicht innig mit meinem Partner verbinden kann, wenn uns die Vereinigung nicht wirklich näherbringt, wird mir einfach langweilig – und keine noch so raffinierte Erotik kann meine Lust entzünden. Von da an wusste ich, dass ich mit Leib und Seele lieben will – oder gar nicht.

Mich mit Körpererfahrung, Sexualität und Seelischem zu beschäftigen erfolgte also anfangs aus persönlichem Interesse. Nach therapeutischen Ausbildungen begann ich, meine Erfahrungen auch professionell mit anderen zu teilen. Seit mittlerweile zwanzig Jahren gebe ich Kurse zu diesen Themen und berate Singles und Paare.

Hinter die Kulissen dessen blicken zu dürfen, was Menschen von sich zeigen, hat mir offenbart, wie viel Ratlosigkeit in Liebesdingen trotz aller Aufgeklärtheit herrscht, wie sprachlos viele Paare sind, wenn es um Sex und Seele geht. Es ging mir sehr nahe – oft zu nahe –, wie dicht unter der Oberfläche sich unverarbeitete Schmerzen befinden, wie groß der wahre Bedarf an sexueller Heilung ist. Deshalb suchte ich nach einer Methode, mit der Menschen einfache erste Schritte in eine lustvollere erotische Gegenwart gehen können, ohne gleich Himmel und Hölle in Bewegung setzen zu müssen.

So kam ich auf den Beckenboden – ein wunderbarer Einstieg für mehr Gesundheit im Unterleib, eine aufrechtere Haltung und mehr Energie. Darüber hinaus erhielt ich häufig begeisterte Rückmeldungen, wenn ich Frauen in meinen Kursen ihre Körperbasis spüren und die verborgene Kraft darin entdecken half. Der Kontakt mit dieser speziellen Muskulatur ist auf schlichte und wirkungsvolle Weise heilsam und lustfördernd. Sie macht den »normalen« Sex einfach besser und assistiert beim stillen Liebemachen, was ein weitgehend unbekannter Schatz im Repertoire der Zärtlichkeiten ist.

Ein aktiver Beckenboden kann der erste Schritt zu mehr Erfüllung im erotischen Miteinander sein. Und mithelfen, das Riesen-Dauer-Thema der meisten Paare zu lösen: »Ist es überhaupt möglich, in einer längeren Beziehung eine lebendige, lustvolle Sexualität zu leben?«

Mittlerweile habe ich diese Frage für mich beantwortet: Ja, es ist möglich, und es ist nicht einmal besonders schwer. Aber es ist anders als vielleicht erwartet. Was es dazu braucht? Die Bereitschaft, ein paar (Denk-)Gewohnheiten in Bezug auf Sex umzustoßen, vertrauensvolle Offenheit dem Partner und sich selbst gegenüber sowie den Willen, miteinander einen Weg zu gehen. Dann kann das Liebesleben im Laufe der Jahre sogar besser werden.

Sex muss nicht heiß und spontan sein und alle erotischen Varianten ausreizen, um glücklich zu machen. Man kann Sexualität auch bewusst und aufmerksam gestalten, unaufgeregt und innig. Wer sich diesen Zugang erschließt, entdeckt ekstatisches Wohlfühlen sowie eine sanfte Tiefe körperlicher Befriedigung. Es ist eine andere Sexualität. Eine, die das Genießen in der Gegenwart in den Vordergrund stellt, die sogar zur Meditation werden kann und trotzdem noch richtiger Sex ist.

Wenn Sie Lust bekommen haben, sich darauf einzulassen, können Sie dies auf unterschiedliche Weise tun. Im ersten Teil des Buches erfahren Sie etwas über die Macht der Hormone, verschiedene körperliche und psychische »Spielverderber« einschließlich Lösungsideen und einige Gedanken über eine neue Sexualität. Wenn Sie lieber praktisch einsteigen möchten, fangen Sie gleich mit den »Liebes- und Leibesübungen« an. Dort können Sie wieder wählen: Entweder Sie gehen systematisch vor, oder Sie beginnen mit dem, was Sie spontan anregt. Sie müssen nicht alles mögen, was Sie angeboten bekommen, lassen Sie weg, was starke Widerstände bei Ihnen auslöst. Wichtig ist, dass Sie sich auf eine ungewohnte Sinnlichkeit freudig einlassen können.

Detaillierte Anweisungen zu bestimmten Techniken werden Sie in diesem Buch nicht finden. Viele gute Erotikratgeber helfen Ihnen da weiter. Es geht hier nicht um Sextipps, sondern um ein neues Bewusstsein in einer körperlichen Beziehung. Meine Anregungen zielen nicht auf einzelne ekstatische Highlights ab. Sie lassen Freiraum für tiefere Erfahrungen und bilden die Grundlage für eine stille und dauerhafte Leidenschaft, für anhaltend wärmendes partnerschaftliches Glück.

Diese Sexualität ist intensiv und intim zugleich und hilft deshalb in vielen Fällen, auch das ewige Thema »Sex und Herz« aufzulösen: Männer brauchen Sex, um sich nahe zu fühlen, und Frauen wollen sich erst nahe fühlen, bevor sie bereit sind zum Sex. Immer wieder habe ich in meinen Coachings erlebt, was es für eine Erleichterung hervorruft, wenn Paare hören, dass sie sich miteinander entspannen dürfen. Und eine Erotik genießen können, die sie sich schon lange gewünscht haben, die sie ihre Liebe spüren lässt, sie innig verbindet.

Es ist ein Abenteuer, Sex ganz neu zu denken und zu erfahren. Wenn Sie sich darauf einlassen, werden Sie sich wundern, warum Sie nicht schon eher darauf gekommen sind.

Erster Teil

Neue Wege in der Partnersexualität

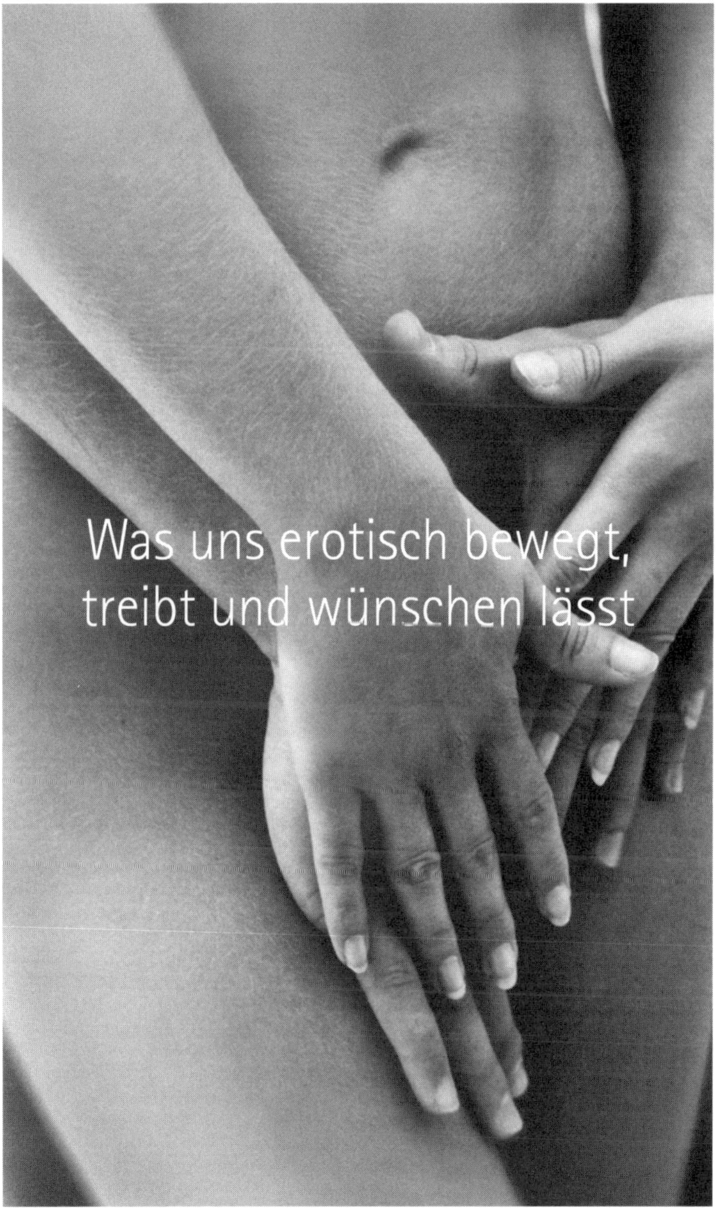

Was uns erotisch bewegt, treibt und wünschen lässt

Auf der Suche nach der verlorenen Lust

»Also, wenn es stimmt, dass Paare im Durchschnitt zweimal pro Woche Sex haben, dann drücken wir diesen Schnitt gewaltig.«

»Es ist uns etwas verloren gegangen, und wir haben es gar nicht richtig bemerkt. Am Anfang unserer Beziehung hatten wir viel Sex, und wir konnten uns nicht vorstellen, dass sich das jemals ändert. Aber heute kommen wir so selten dazu.«

»Mir war Sex nie sehr wichtig, meinem Mann aber sehr. Und seit wir Kinder haben, ist es ein echtes Problem.«

»Wir sind jetzt Ende vierzig. Richtig Lust auf Sex haben wir so gut wie nie, aber so eine Sehnsucht. Und wenn es dann doch mal dazu kommt, fragen wir uns, warum wir es nicht öfter tun.«

In all diesen Aussagen, die ich in meinen Kursen und Beratungen immer wieder zu hören bekomme, schwingt Traurigkeit mit: Die betroffenen Paare haben gute und vertrauensvolle Beziehungen – und sind nicht glücklich darüber, was sexuell läuft beziehungsweise nicht läuft. Da ist es nur ein schwacher Trost, genug andere Paare zu kennen, bei denen es ähnlich ist. Das hilft auch nicht weiter.

Es ist doch wie verhext: Nach Jahrtausenden christlich geprägter Sexualfeindlichkeit sind wir von der Angst befreit, in die Hölle zu kommen, wenn wir körperliche Freuden miteinander teilen, ob mit oder ohne Trauschein. Dank wirkungsvoller Verhütungsmittel ist das Damoklesschwert einer ungewollten Schwangerschaft abgehängt, und vor Geschlechtskrankheiten kann man sich wirksam schützen. Unsere sexuelle Freiheit ist wirklich groß geworden.

Endlich könnten wir, jetzt wollen wir nicht.

Ein Hauptschuldiger für die Misere ist schnell ausgemacht – unser ziemlich anstrengendes modernes Leben. Wenn beruflicher und persönlicher Stress überhandnehmen, wollen die meisten im Bett nur noch eines – schlafen. Und häufig hört man auch die lakonische Bemerkung, dass man sich nach einigen Jahren des Zusammenseins einfach im Bett langweilen würde. Hat eine lebendige Sexualität, die Paare über viele Jahre begleitet, wirklich keine Chance?

Wir wollen glücklich sein, das ist eine Antriebskraft im Menschen. Wir wollen genießen, uns ausdehnen, lieben. Und wir wissen aus vergangenen Erfahrungen – oder ahnen es zumindest –, dass diese speziellen Leibesübungen zu zweit eine Tür sein können zu wunderschönen Gefühlen.

Sex ist etwas Besonderes. Eine intensive Art, sich lebendig zu fühlen. Eine Chance für eine tiefe Verbindung mit einem geliebten Menschen. Sex ist gesund und macht froh. Man schaut sich danach anders an. Empfindet sich bis unter die Haut. Sex vereint, gestaltet eine Beziehung stärker, näher, wärmer.

Diese Chance auf glückliche Momente und breites Wohlbefinden kann man nicht mit einem Achselzucken ad acta legen. Deshalb sind wir bereit, einiges fürs Liebesleben zu tun. Oft leider nur mit mäßigem Erfolg. Vielleicht schafft man es im Urlaub, sich wieder intensiv zu begegnen, aber kaum zu Hause, ist alles wieder beim Alten. Und ungewohnte Sexpraktiken auszuprobieren fühlt sich für viele unnatürlich an oder bringt auch nur kurzfristig frischen Wind. Die meisten Paare plagen sich im Grunde damit, wieder scharf aufeinander zu werden. Denn wir haben ein Bild vom idealen Sex in unseren Köpfen: Zuerst soll man sich wild begehren. Es folgt ein erregendes Vorspiel, das in ein intensives Liebesspiel übergeht. Das Ganze soll möglichst stundenlang dauern – und die Krönung ist der Orgasmus für beide, am besten gemeinsam erlebt.

Frauenzeitschriften und Männermagazine unterbreiten uns Monat für Monat Vorschläge dazu. Wir erfahren, wie man besseren Sex haben könnte (oder sogar den besten), was Frauen wirklich wollen, wie sie perfekte Liebhaberinnen werden, zum Multiorgasmus kommen, wie sie ihn garantiert verrückt machen (als wären Männer nicht schon verrückt genug), wie er sie garantiert herumkriegt/heiß macht. Man könnte denken, dass wir langsam alle grandiose Sex-perten sein müssten.

Aber wollen wir all das wirklich, was uns da vorgeschlagen wird?

Flaute im Bett – nicht ohne Grund

Dieses mediale Bild suggeriert uns, dass der Hauptfeind einer lebendigen Sexualität die Langeweile ist und man mit genügend Abwechslung den stotternden Sex-Motor schon wieder in Gang bekommt. Keine Lust zu haben – das scheint ein Makel zu sein, das Eingeständnis von Versagen.

Wie wäre es mit einer anderen Betrachtungsweise:

Wer keine Lust hat, hat gute Gründe. Und wenn Sie die herausfinden, können Sie etwas verändern. Ein Paar, das überlastet und gestresst ist, braucht keine Ratschläge für zeitaufwendige Liebesspiele, sondern eine entspannte Sexualität, die Energie gibt, statt sie zu kosten. Stress bedeutet meist das Ende von üblichem Sex, weil er zu anstrengend ist. Muss man doch einiges an Aufwand hineinstecken, damit am Ende vielleicht ein Orgasmus herauskommt. Bei Paaren, die sehr unter Druck stehen, ist die Flaute im Bett oft schlicht Leistungsverweigerung. Die Investition übersteigt den Nutzen. Sie müssen in der Sexualität auftanken können, dann findet sie auch wieder statt.

Wenn Sie schon einiges ausprobiert haben, was anmacht, ist Ihr tieferer Wunsch vielleicht nicht noch mehr Abwechslung, sondern eine wirkliche Kommunikation über Ihr Intimleben. Oder eine innere Stimme flüstert: »Ich will, dass du meine Seele berührst, bevor du meinen Busen anfasst.«

Wenn das der Fall ist, buchstabiert sich »keine Lust auf Sex« nämlich anders: Vielleicht haben Sie keine Lust auf den Sex, den Sie bekommen (können). Das, was läuft, genügt Ihnen nicht, deshalb lassen Sie es lieber ganz.

Kinder, die in einem mit Spielzeug vollgestopften Zimmer sitzen und sich langweilen, brauchen nicht noch mehr davon, sondern müssen lernen, sich einer Sache intensiv zuzuwenden, sich länger geduldig mit ihr zu beschäftigen und sie mit der eigenen Fantasie zu beleben. Sie müssen spielen lernen. Genauso geht es vielen sexmüden Paaren: Anstatt Reize oder Spielsachen zu vermehren, müssen sie lernen, sich zu spüren und sich aufeinander zu beziehen. Dann wird ihr Sex auch wieder spannend.

Die meisten Paare, die mir in den Seminaren begegnet sind, fiebern nicht ständig der heißesten Liebesnacht ihres Lebens entgegen. Sie wünschen sich einfach nur guten, vielleicht sogar alltäglichen, letztlich aber befriedigenden Sex. Sie sehnen sich – ohne es zu wissen – nach einer Weiterentwicklung ihrer Sexualität, nach einer wirklichen Begegnung.

Dazu braucht man gar keine hohe Erregung – sondern eine Wendung nach innen. Das macht den Sex intim und weckt den Wunsch nach mehr.

Und wenn bei Ihnen die Lust im Laufe Ihrer langjährigen Beziehung eingeschlafen ist?

Als Erstes sollten Sie sich von der Vorstellung trennen, die gleiche Lust zu erwarten wie vor zehn, zwanzig oder mehr Jahren. Doch Beziehungssex muss nicht mau oder flau sein. Natürlich ist die Lust am Anfang viel wilder, sie ist auch gewissermaßen egoistischer – schließlich kennen wir den anderen ja noch nicht. Es gibt viel zu entdecken und noch wenig, was uns stört. Im Laufe der Jahre müssen wir den anderen in unserer Sexualität aber vollständig annehmen – ihn mit Leib und Seele lieben lernen, nicht nur mit Haut und Haaren begehren. Und für eine sich wandelnde und inniger werdende Sexualität sind wir hormonell bestens ausgerüstet.

Der Tanz der Hormone

Wir erwarten ganz selbstverständlich, dass Sex Spaß machen soll und wir immer Lust aufeinander haben. So ist es leider nicht. Sex ist nicht deswegen erfunden worden, um uns Vergnügen zu bereiten. Ganz profan dient er der effektiven Neukombination des Erbgutes. Das ist wichtig, um fitte Immunsysteme hervorzubringen. Außerdem steht der Sex im Dienst einer erfolgreichen Elternschaft. Die guten Gefühle, die wir dabei empfinden, gibt es als Belohnung – sie sind hormonell gesteuert und unterschiedlich für die verschiedenen Stadien einer Beziehung.

Verliebtsein – der allerschönste Drogenrausch

Verliebtheit ist ein Zustand, der – biochemisch betrachtet – dem Wahnsinn nahesteht. Alle möglichen Glücks- und Stresshormone überschwemmen unseren Körper, der Stoffwechsel gerät komplett durcheinander, das Gehirn funktioniert nicht richtig, man verbringt Stunden mit Tagträumen. Würde dieser Zustand länger andauern, wir wären nicht überlebensfähig, würden durchdrehen, unseren Job verlieren oder von einem Auto überfahren werden wie ein liebeskranker Kater.

Wozu ist dieser »Wahnsinn« sinnvoll? Vermutlich, um Inzucht zu vermeiden. In prähistorischer Zeit, als die Menschen in weit verstreuten Gruppen lebten, war es wichtig, immer wieder Gene auszutauschen. Gelegenheit dazu gab es aber nur bei den seltenen Begegnungen dieser verschiedenen Clans. Und da das Risiko gewaltig war, den eigenen Stamm, die Heimat, die Ursprungsfamilie für immer zu verlassen, nur weil man gerade erst jemanden kennengelernt hat, musste der Verstand ausgehebelt werden. Das ging nur, wenn die Brille, durch die man sah, leuchtend rosarot war und das Glücksgefühl immens.

Der Hormoncocktail, den man in diesem Zustand im Blut hat, löst ein ganz ähnliches »High« aus, wie es unter Alkohol oder Drogen entsteht. Verliebtsein ist ein suchtartiger Zustand – die Entzugserscheinungen kennt jeder. Wer liebt, ohne dass er wiedergeliebt wird, erlebt den brutalen kalten Entzug. Erwiderte Liebe lässt sich mit dem »Ausschleichen« in der Medizin vergleichen: Die Drogen- oder Medikamentendosis wird langsam und kontinuierlich reduziert. Doch egal, wie oft man auf welche Weise den »Kater« durchlitten hat, sobald es einen erneut erwischt, wird man sofort rückfällig, vergisst die zuvor gefassten guten Vorsätze und würde alles dafür geben, dieses Gefühl länger genießen zu dürfen. Dass es nicht möglich ist, weiß eigentlich jeder. Wer das nicht akzeptieren will, hat ein Suchtproblem. Und versucht einen Liebeswahn um jeden Preis aufrechtzuerhalten – mit zerstörerischen Psychospielen (»Komm her – geh weg«, Stalking), realitätsfernen Pseudobegegnungen (Internet) oder sehnsuchtsvollem Leiden und Schmachten (unerreichbare Partner).

Sex in der Phase der Verliebtheit – kein Kommentar. Man hat zwar alle möglichen Sorgen, aber Lustlosigkeit gehört sicher nicht dazu. Wenn Ihnen das geschieht, genießen Sie es in vollen Zügen, denn es geht schnell vorbei. Nach dem Wahnsinn kehrt bald darauf wieder Normalität ein. Das zu akzeptieren lässt uns reifen. Und wenn das verliebte Paar zusammenbleibt und eine dauerhafte Beziehung eingeht, tritt auch die sexuelle Anziehung in ein neues Stadium.

Unwiderstehlicher Adam, hinreißende Eva

Was Mann und Frau nach dem Abnehmen der rosaroten Brille körperlich zueinander hinzieht, wird durch die Sexualhormone Testosteron und Östrogen beeinflusst. Sie bestimmen mit, was wir an einem Partner attraktiv finden. Testosteron macht Männer männlich, ihre Gesichtszüge kantiger und ihre Stimme tiefer. Es ist zuständig für die Libido, auch bei der Frau. Je mehr davon, desto mehr Begehren. Testosteron macht gute Laune, mutig, sportlich und aktiv, ein Zuviel davon aggressiv, draufgängerisch und unsensibel.

Östrogen lässt Frauen weiblicher werden, sorgt für schöne weiche Gesichtszüge und Rundungen an den richtigen Stellen. Viele Frauen, die nicht mit der Pille verhüten, spüren genau, wann ihr Östrogenspiegel ansteigt – kurz vor dem Eisprung. Frau fühlt und kleidet sich in dieser Zeit besonders feminin, ist offener und unbekümmerter, Männern zugeneigter. Sie reagiert auf alles mit mehr Erotik, wird von Musik stärker berührt, sieht alles positiver, lässt sich leichter hinreißen. Die Vagina ist feuchter als an den anderen Tagen – das Östrogen macht Frauen zu potenziellen Verführerinnen.

Sex unter dem Diktat unserer Sexualhormone zielt auf den Geschlechtsakt und einen Orgasmus, auf Vollzug und Zeugung und ist im Idealfall ein Traum von Anziehung und knisternder Erotik. Und weil es gar so schön ist, hätten wir es gern immer so – siebenmal in der Woche, ekstatisch und intensiv, die ganze Beziehung hindurch! Aber so ist es leider nicht geplant. Und gemeinerweise war die Natur bei den Frauen auch noch sparsamer, was die heiße, verführerische Energie betrifft.

Die ungleiche Verteilung des Begehrens hat ihre Gründe. Der Mann verfügt über mehr Libido, schließlich ist sein Allzeit-bereit-Sein Teil seines biologischen Programms und steht für größtmöglichen Fortpflanzungserfolg. Ein Mehr an Testosteron steigert zudem die Durchsetzungsfähigkeit, was in früheren Zeiten absolut überlebenswichtig war. Deshalb hat sein Testosteronspiegel auch keine monatlichen Schwankungen, sondern sinkt erst im Laufe des Lebens ab, und zwar äußerst gemächlich.

Bei Frauen ist das alles etwas komplizierter.

Sie verfügen, wie gesagt, ebenfalls über Testosteron, doch nur über gut ein Zwanzigstel der Menge, die der Mann aufweisen kann. Eine starke, treibende Libido ist bei Frauen deshalb seltener. Aus gutem Grund – denn wenn sie so viel an Sex denken würden wie die Männer, würden sie ihren Kindern nicht die konstante Pflege und Sorge zukommen lassen, die diese brauchen. Das Östrogen verursacht kein heftiges Begehren, sondern wirkt eher öffnend. Richtig in Fahrt kommen Frauen am ehesten an ihren fruchtbaren Tagen, denn zu Zwecken der Fortpflanzung bringt Sex nur kurz vor dem Eisprung etwas. Außerhalb dieser Zeit empfinden sie ihn auch durchaus lustvoll, aber anders: ruhiger, annehmender, für die Partnerschaft eben.

Männer können sich trotz ihres vergleichsweise hohen Testosteronspiegels ebenso in ihrem Lustempfinden unterscheiden. Da gibt es die superpotenten Helden, die sich meist toll fühlen und die gar nicht merken, wenn sie sich in ihrer selbstverliebten Herrlichkeit unerträglich benehmen. Ehemänner mit viel Begehren verwünschen hingegen manchmal ihre Lust, die sie nicht leben können, weil die Partnerin sie nicht teilt. Und Männer, die nicht so wild auf Sex sind, leiden an der Vorstellung, kein »richtiger Kerl« zu sein.

Es gibt durchaus Beziehungen, in denen die Frau häufiger Sex haben möchte als der Mann – die Sexualhormone sind in jeder Paardynamik nur ein einziger Faktor. Aber meistens will der Mann öfter. Es treibt ihn, es drängt, es macht Spaß, warum nur zickt sie so herum? Damit eine längerfristige Bindung zwischen zwei Lebewesen, die so unterschiedlich sind wie Frauen und Männer, überhaupt funktionieren kann, gibt es noch eine weitere Belohnung.

Glück und Frieden statt Sturm und Drang

Wenn ein Paar einige Zeit zusammen ist und genügend Zeit gemeinsam im Bett verbringt, dann tritt ein weiteres Hormon vermehrt auf den Plan – Oxytocin, das Kuschelhormon. Unsere Belohnung Nummer drei.

Testosteron und Östrogen bewirken Begehren und heißen Sex, Oxytocin macht uns zufrieden – nicht von ungefähr wird es auch Bindungs- oder Treuehormon genannt. Es wird beim Orgasmus von Frau und Mann in großen Mengen ausgeschüttet, auch beim Stillen sowie bei jeglichem Körperkontakt. Es beruhigt, senkt den Blutdruck, baut Stresshormone ab, macht uns gelassen und sanftmütig. Es festigt die Beziehung zu Partnern und Kindern über Berührungen und Zärtlichkeiten.

Mit der Dauer der Beziehung verändert sich unvermeidlich das Verhältnis der Hormone. Was man als eheliche Langeweile fürchtet, ist eigentlich nur eine Verschiebung von Aufregung zu Befriedigung. Wir sollen gar nicht dauernd scharf aufeinander sein, sondern eher glücklich in einer vertrauensvollen Partnerschaft, weil das die beste Voraussetzung dafür ist, zusammenzubleiben und unsere Kinder gesund und psychisch stabil aufzuziehen. Oxytocin dämpft deshalb Östrogen und Testosteron und winkt alternativ mit einem Treuebonus. Die Sexualhormone fördern nämlich bekanntermaßen bei beiden Geschlechtern die Neigung zum Seitensprung.

Tendenziell ist die Spezies Mensch eher monogam ausgerichtet – weil die Kinder beide Elternteile lange brauchen. Doch Fremdgehen bringt sowohl Mann als auch Frau evolutionär gesehen »Gewinn«: ihm zusätzliche Fortpflanzungschancen mit minimalem Einsatz, ihr die Aussicht, bessere Gene zu shoppen – solange der Partner nichts davon erfährt.

Dass diese Betrachtungsweise heutzutage absurd ist, bedarf keiner Erklärung. Aber sie kann uns helfen, die Versuchung zum Techtelmechtel zu verstehen. Und auch, warum Männer eifersüchtig beim leisesten Verdacht reagieren, die Partnerin könnte aushäusig geworden sein – schließlich reicht ein einziges Mal, um ein Kuckuckskind im Nest zu haben. Am höchsten ist die Neigung zur Untreue bei Frauen tatsächlich dann, wenn das Östrogen die Oberhand hat, also um den Eisprung herum. Die Hormone haben große Macht darüber, was uns zieht und treibt und bewegt, und man kann viel mit ihnen erklären – entschuldigen aber nicht, denn entscheiden können wir immer noch anders.

Sinkflug der Hormone

Menschen jenseits der fünfundvierzig waren über weite Strecken der Menschheitsgeschichte eher die Ausnahme als die Regel. Das Leben war hart, und gestorben wurde jung. Fortpflanzung machte – und damit Sex – bereits ab vierzig nicht mehr viel Sinn, weil man keine Zeit mehr haben würde, seine Kinder aufzuziehen.

Entsprechend setzt ein Sinkflug der Hormone ein: Frauen erleben mit den Wechseljahren eine dramatische Veränderung – mit dem Lustmacher und Orgasmusintensivierer Östrogen geht es jäh bergab. Leider. Nicht wenige schließen das Kapitel Sex ab, weil sie kein Verlangen mehr danach verspüren. Andere entdecken eine neue Lust. Das Östrogen ist zwar so gut wie weg, dafür überwiegt im Verhältnis das Testosteron. Viele Frauen wissen jetzt eher, was sie wollen, und sind sogar aktiver als früher. Dem einen oder anderen Partner kann das auch Schwierigkeiten bereiten.

Bei den Männern sinkt das Testosteron weniger schnell ab, aber es sinkt. Oft führen sie einen langen, harten Kampf, den sie nur verlieren können, wenn sie meinen, es mit sechzig noch dreimal hintereinander bringen zu müssen: »Mit zwanzig ging das doch auch!« Männer koppeln ihren Selbstwert vielfach so stark an ihre Potenz, dass der langsame Verlust der vollen Leistungsfähigkeit einem Weltuntergang gleichkommt. Manche greifen in diesen Fällen zu Viagra, um ihre Partnerin ganz stolz mit einer harten Erektion zu beeindrucken. Andere ziehen sich völlig aus dem Liebesleben zurück, manchmal zum Leid ihrer Frauen, die gern noch Sex hätten. Gelassenheit ist in solchen Situationen wichtig, dann kann auch ein reifer Mann ein wunderbarer Liebhaber sein.

In der Mitte des Lebens muss sich ein Paar sexuell noch einmal neu definieren, und viele schaffen diesen Übergang nicht. Wenn Ehen in dieser Zeit auseinandergehen, kann es daran liegen, dass die im Laufe der Jahre angesammelten Differenzen plötzlich deutlich werden. Zuvor hatte man sie einfach zurückgestellt, da eine verbindende Aufgabe existierte: die Erziehung der Kinder. Aber manche Ehe zerbricht auch daran, dass der Mann noch genug Libido für eine zweite »Paarungszeit« hat und sich jüngeren, fruchtbaren Frauen zuwendet. Wobei sich der eine oder andere nach ein paar Jahren fragt – wenn er aufs Rentenalter zugeht –, ob es wirklich so eine gute Idee war, nochmals mit kleinen Kindern ganz von vorne anzufangen.

Ob Frau oder Mann, in den mittleren Jahren spüren wir die Erdanziehung in vielfältiger Hinsicht, und wenn man sich dem widerstandslos ergibt, wird man schnell alt. Geben Sie sich nicht einfach auf, das Ende der Fruchtbarkeit ist nicht das Ende Ihres Liebeslebens. Ihre Sexualität können Sie jetzt ganz anders erfahren: reifer, gelassener, freier – und manchmal dadurch sogar lustvoller.

Unbequeme Wahrheiten

Wer den sensationellen Sex der ersten Zeit als einziges Bild im Kopf hat, muss den Partner alle zwei Jahre wechseln. Die »dauergeile Frau«, die manche Männer ersehnen, kann man getrost als Phantom bezeichnen. Bei vielen Paaren geht nach der ersten Phase der Verliebtheit die Anstrengung los: Romantische Wochenenden werden geplant, erotische Fantasien bemüht, Versuche unternommen, »erste Male« zu erzeugen. Doch die müssen notgedrungen seltener werden, je mehr man voneinander weiß.

Heißer Sex hat in längeren Beziehungen keinen Dauerplatz, er gibt bestenfalls Gastspiele. Das Feuer der Leidenschaft ständig am Lodern zu halten ist sehr kräfteraubend, und irgendwann geht das verfügbare Brennholz aus. Wenn über den Verlust der Lust geklagt wird, dann vor allem über jene impulsive Lust, die, die über Östrogen und Testosteron gesteuert wird. Deshalb wird auch so oft in allen möglichen Ratgebern betont, dass erotische Fantasien für die Partnersexualität so wichtig sind, denn diese reizen die Ausschüttung von Testosteron im Gehirn. Nur hat diese Variante der Stimulierung ebenfalls einen Suchtcharakter – ähnlich der Sehnsucht nach ständiger Verliebtheit –, was auch daran erkennbar ist, dass die Reize gesteigert werden müssen. Irgendwann wird es anstrengend. Aus diesem Grund sollten wir akzeptieren, dass wir die starke sexuelle Erregung nicht beliebig ankicken und abrufen können.

Für sie gibt es noch weitere Faktoren, die sie herunterregulieren können. Zum Beispiel die Pille. Verhütung ist immer ein Ärgernis. Entweder man muss mit irgendetwas herumhantieren, wenn man es am wenigsten möchte, oder die Frau muss sich Dinge einsetzen lassen, die ihr vielleicht nicht guttun. Die bequemste Form der Verhütung ist die Pille – das Lästige an ihr ist, dass sie die Lust gleich mit verhütet.

Bekanntlich simuliert die Pille einen Zustand wie bei einer Schwangerschaft. Verführerische Nummern machen jetzt keinen Sinn mehr, die Sache ist für diesmal ja gelaufen. Des Weiteren wird bei der hormonellen Verhütung im Körper der Frau ein Enzym gebildet, das Testosteron im Blut abfängt und neutralisiert. Dadurch sinkt die Libido. Dieses Enzym wird leider auch nach Absetzen der Pille weiterproduziert – und stellt damit die Weichen dauerhaft auf Kuschelsex.

Elternzeit – die Prioritäten ändern sich

Den allerschönsten Sex haben Paare, die sich ein Kind wünschen: »Ich wusste bei meinen beiden Kindern, wann es geklappt hat, da hatte ich nämlich zwei Orgasmen!«

Hingegen müssen Paare, die sich längere Zeit um ein Baby bemühen, darauf achten, dass die Lust beim ständigen »Kindermachen« nicht aufs Nebengleis gerät: »Nur beim Eisprung war ich gefragt, und dann aber *pronto* – ich kam mir vor wie ein Zuchtbulle.«

Und in der einzigen Zeit, wo man sich überhaupt keine Gedanken über Verhütung machen muss, in der Schwangerschaft, ist vielen Frauen der Sex nicht übermäßig wichtig.

Ein wirksames Verhütungsmittel – leider nicht zuverlässig – sind Kinder. Nicht nur, wenn sie das Ehebett belagern und damit Sex gleichsam logistisch verhindern. In der ersten Zeit mit einem Baby kommen noch andere Kalamitäten hinzu: viel Aufregung, Schlafmangel sowie ein Hormoncocktail für die Frau, der es in sich hat, bestehend aus Prolactin (für die Milchbildung) und Oxytocin. Auch der Mann produziert diese Hormone, wenn er sich um sein Kind kümmert, damit er vom Draufgänger zum geduldigen Papa mutiert.

In diesen Wochen und Monaten ist es nicht leicht mit der körperlichen Liebe. Denn Prolactin schickt das Östrogen in den Keller, was bewirkt, dass die Vagina nicht mehr einladend feucht wird. Die Energien sind tendenziell eher aufs Elternglück gerichtet denn auf erotische Freuden. Dennoch hat so mancher Mann in dieser Zeit viel Lust auf Sex. Er ist (unbewusst) eifersüchtig auf das Baby, das seine Frau so vollständig in Beschlag nimmt und auch noch »seinen« Busen annektiert. Er würde sich gern über Sex rückversichern, dass seine Frau noch ihm gehört. Und manch einer nimmt ständige Antworten wie »Ich bin zu müde« oder »Muss das sein?« nicht unbegrenzt hin und beginnt außer Haus zu suchen, was er im eigenen Bett nicht mehr bekommt. Aber auch wenn das Baby ein Kleinkind geworden ist und der – meist anstrengende – Familienalltag einkehrt, ist nicht alles wieder so, wie es vorher war. Es wird noch viel schwieriger, als Paar ungestörte Momente miteinander zu finden.

Frauen sollten darauf achten, sich nach dem anfänglichen Hormon-Vollbad wieder verstärkt weiblich wahrzunehmen und nicht im Zustand eines »Muttertiers« zu bleiben. Wenn sie anhaltend auf die Kinder fixiert sind, entsexualisieren sie die Beziehung, verlernen eine Kommunikation, wie sie zwischen Erwachsenen üblich ist, und stellen den Mann als Mann ins Abseits.

Eine erfüllende »Alltagssexualität« zu entwickeln trägt viel dazu bei, dass eine Beziehung langfristig lebendig bleibt.

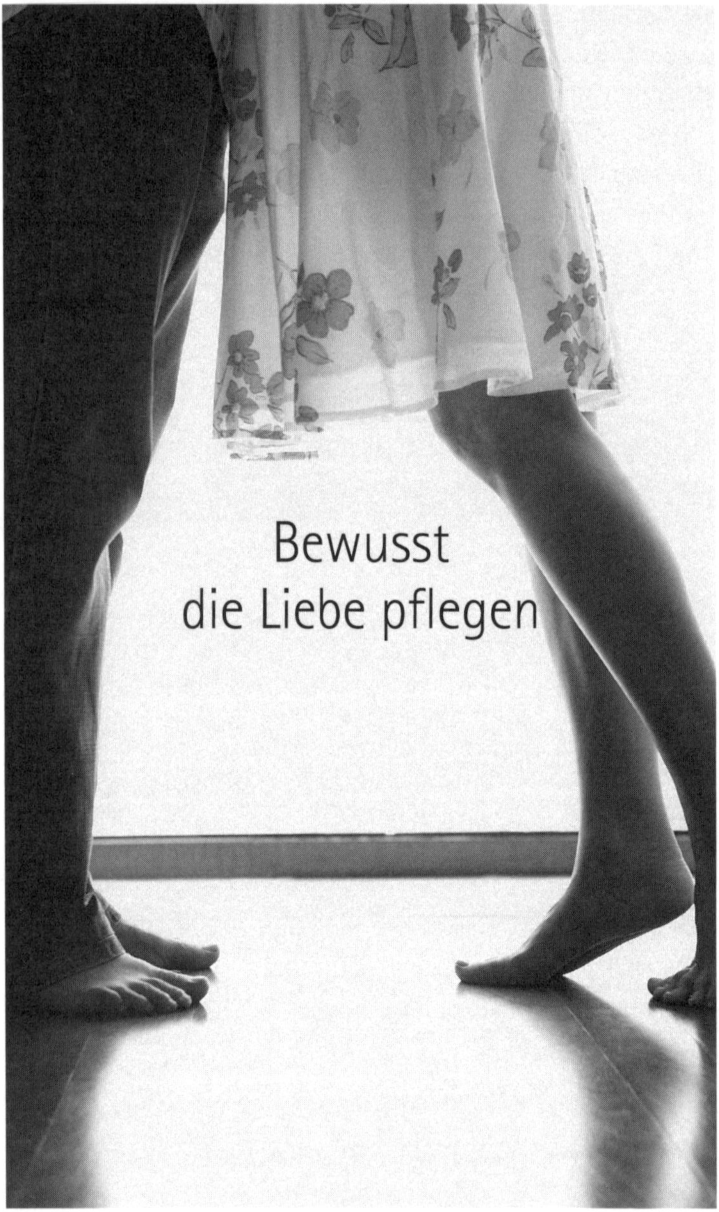

Bewusst die Liebe pflegen

Wie wir uns verführen lassen

Männer sind triebgesteuert, Frauen aber auch. Das Zusammenspiel der Hormone ist spannend und mittlerweile nahezu Standardwissen. Über das Warum und Wie Bescheid zu wissen ist oft entlastend, kann einen aber auch deprimieren. Da fragt man sich schon, ob wir nicht wie Marionetten an den Haltefäden dieser Botenstoffe hängen. Doch ein wenig mehr Wahlfreiheit als etwa der Chef einer Pavianhorde, der jedem feuerroten weiblichen Affenhintern hinterherspurtet, haben wir trotzdem. Unser Bewusstsein befähigt uns im Bereich der Sexualität zu echten Entscheidungen. Und damit ist hier nicht der Triebverzicht gemeint, den viele Religionen ihren Anhängern gern als göttlichen Willen verkaufen. Es geht darum, eine Lust zu entwickeln und zu pflegen, die über die rein hormonell gesteuerte animalische Lust hinausgeht.

Wenn wir in unserer Sexualität nur das ausleben, wozu unsere Hormone uns treiben, reduzieren wir uns auf die Ebene jedes anderen Säugetiers. Der Mensch ist das einzige Lebewesen, das keine festen Paarungszeiten mehr hat und Sex nach Belieben genießen kann.

Aber wie nutzen wir dieses Geschenk?

Noch viel zu wenig.

Reiz-Reaktion – der Kick, der sich richtig anfühlt

Der Pavian folgt einem einfachen Reaktionsmuster: roter Hintern = Paarungsbereitschaft = go! Das funktioniert bei uns Menschen eigentlich nicht viel anders, nur mit dem Unterschied, dass wir den Reizen, die uns ständig begegnen, nicht zwangsläufig folgen. Da wäre ganz schön was los, wenn wir das täten! Man kann es Über-Ich, soziale Normen und/oder Bewusstsein nennen, all diese Instanzen regulieren – zum Glück – unser Verhalten.

Trotzdem ist das, was wir als normale und »richtige« Sexualität betrachten, größtenteils reaktiv gesteuert. Wir sehen reaktive Muster sogar als geradezu ideal an: Man schaut sich an, und – Bling! – schon ist man scharf aufeinander. So schnell das gehen mag, ausgelöst wurde das Bling durch Reize, manche von ihnen bewusst ausgesendet, viele nicht. Die uralten Flirt- und Fortpflanzungssignale kennt jeder: Männerschweiß und Frauenbrüste, tiefe, verhangene Blicke, schwingende Hüften, nacktes Fleisch.

Daran ist nichts verkehrt. Aber wenn man den Autopiloten einschaltet, darf man sich über die Flugroute nicht beschweren. Wer beim Sex blind dem Reiz-Reaktions-Schema folgt, hat keine Wahl, wo es ihn erotisch hinzieht. Verlässt man sich beim Essen darauf, was einem schmeckt, greift man meist zu Nahrungsmitteln, die viel Zucker und Fett enthalten. Da sich die Menschheit entwickelt hat, als es Speisen noch nicht in Hülle und Fülle gab, haben wir beim Essen keine besonders wirksame Bremse. Ein Schutz vor zu viel des Guten war nicht nötig, genauso wenig wie eine Bremse bei der Sexualität. Auf welche Reize sollte ein Jäger oder Bauer in grauer Vorzeit reagieren? Die unendlichen, verführerischen Freiheiten bis hin zu Pornos im Internet waren noch in weiter Zukunft. Es ist verständlich, wenn man alles Mögliche versucht, um dieses Reiz-Reaktions-Muster auszulösen, denn es garantiert den größten Spaßfaktor. Genießen Sie es in vollen Zügen, wenn es »Bling« macht! Aber genauso wie dauerndes fettes und süßes Essen die Gesundheit ruiniert, zerstört ein Übermaß, eine Gier nach reaktivem Sex die Beziehungsfähigkeit. Mit den ständigen Erwartungen an den erotischen Hype untergraben wir unsere Partnerschaften.

Eine Sexualität, die sich allein aus Reiz-Reaktionen speist, wird zur Falle: kein Reiz = keine Lust = kein Sex. Wenn wir nur passiv darauf warten, dass es uns überkommt, warten wir oft lange. Nach ein paar Jahren kann der vertraute Partner aussehen wie ein Filmstar – reizen tut er uns nicht mehr wirklich. Wenn wir darauf bestehen, dass nur die spontane Lust die richtige Lust ist, und wenn wir versuchen, sie mit immer neuen Stimulierungen zu erzwingen, sind wir in einer Sackgasse gelandet.

Die Abhängigkeit von Reizen wird der Lust zum Verhängnis.

Zumindest der reaktiven Variante. Und die hat zudem ihre Schattenseiten. Sie kann so rauschhaft sein, dass der Partner nur Mittel zum Zweck ist, der Höhepunkt ein egoistisches kleines Glück. »Eigentlich onanieren wir nur gemeinsam« – Frauen äußern diese Bemerkung öfter, und die Unzufriedenheit, die sich darin ausdrückt, deutet darauf hin, dass sie sich mehr Verbindung wünschen. Männer sind meist leichter zufriedenzustellen, Hauptsache, es läuft überhaupt etwas. Für sie besteht guter partnerschaftlicher Sex darin, dass beide ihr Vergnügen haben und natürlich den Orgasmus anstreben. Aber es kommt nicht nur auf einen vielleicht sogar gleichzeitigen Höhepunkt an, sondern auf ein gemeinsames inniges Erleben.

Wir sind soziale Wesen, und keine von Sexualhormonen ferngesteuerte Bio-Roboter. Für eine erfüllende Sexualität braucht es mehr als den Kick, es braucht ein gegenseitiges Sich-Wahrnehmen, ein Sich-anschauen-Können, ein Fühlen. Jeder, der nicht einfach nur Sex haben will, sondern dabei gemeint sein will, kennt diese Sehnsucht.

Erotische Grundwärme oder außergewöhnlicher Sex?

Verabschieden Sie sich von der Vorstellung, dass etwas schiefläuft, wenn Sie nicht wild aufeinander sind. Das ist kein Makel und kein Mangel. Hören Sie auf, dem außergewöhnlichen Sex nachzujagen, in Wirklichkeit wünschen Sie sich, den gewöhnlichen besser zu machen – indem Sie sich stärker aufeinander beziehen. Und das geht mit ruhigeren Varianten des Liebemachens viel besser.

Dafür hat uns die Natur bestens ausgestattet, hat uns außer den Hormonen, die uns zu Zeugungs- und Seitensprungsex animieren, noch den Wunderstoff Oxytocin geschenkt, der für Liebe, Treue und ein zufriedenes Miteinander sorgt. Ob in unserer Partnerschaft eheliche Langeweile mit körperlicher Sendepause herrscht oder herzliche Verbundenheit, darauf können wir nämlich durch unsere Lebens- und Liebesweise Einfluss nehmen.

Das Oxytocin wird bei Berührung produziert. Für den Sex ist seine Rolle allerdings etwas zwiespältig, denn es dämpft die Ausschüttung von Östrogen und Testosteron. »Wir kuscheln nur noch« – wenn Paare dies mit einem Seufzer sagen, ist davon auszugehen, dass sie sich der harmonisierenden Wirkung des Liebeshormons ergeben haben. Das muss nicht sein. Sie können zwar nicht gegen ihre Hormone arbeiten, aber gestaltend mit ihnen.

Oxytocin reizt nicht, es verführt eher sanft. Es löst keine starke Anfangserregung aus, sondern erzeugt eher ein Hingezogensein zum Partner, ein feines energetisches inneres Ja. Man kann diesen zarten Lockruf überhören, vor allem, wenn man nur die Pauken und Fanfaren einer reaktiven Sexualität gewöhnt ist. Mit der Vorstellung »Das ist kein richtiger Sex«, wenn man nicht schon hocherregt ist, bevor man sich anfasst, blockiert man den Einstieg. Und dann landet man tatsächlich beim Kuscheln als letztem gemeinsamen Nenner zum Austausch von Zärtlichkeiten.

In einer Beziehung ist man selten völlig ausgehungert. Von daher ist es normal, dass der Appetit erst mit dem Essen kommt. Das Liebesspiel ohne starke Erregung zu beginnen – und beim Mann vielleicht sogar ohne anfängliche Erektion – ist für die meisten eine befremdliche Vorstellung. Aber wer sich diese Einstiegsvariante einmal erschlossen hat, kann über den früheren Sexstress nur noch milde lächeln. Denn oft genug kommt man auch auf diese Weise sehr bald in Fahrt, und wenn nicht, dann eben nicht. Gelassenheit ist auch eine wichtige Eigenschaft einer partnerschaftlich gesunden Sexualität. In einer liebevollen Verbindung können Sie miteinander schlafen, ohne besonders erregt zu sein. Dafür haben Sie Zeit, sich zu begegnen, sich in die Augen zu schauen, sich als Menschen zu berühren. Und wenn Sie am Ende einen Orgasmus erleben, ist das Glücksgefühl genauso stark wie bei einer Begegnung, bei der man von Anfang an wild aufeinander war. Vielleicht noch stärker, weil der Höhepunkt wie ein Geschenk erfahren wird, nicht wie eine Pflicht.

Vergleicht man heißen Spontansex mit einem hochlodernden Feuer, so ist guter, regelmäßiger Beziehungssex mit einer Feuerstelle vergleichbar, in der sich eine tiefe Schicht Glut gebildet hat. Diese spendet anhaltende Wärme und hält lange vor. Man muss das Feuer nicht ständig neu anzünden, man braucht bloß ein Scheit Holz nachlegen und warten oder leicht pusten, und schon ist es wieder entfacht. Aber Sie sollten auch regelmäßig ein Scheit auf die Glut tun, damit sie erhalten bleibt, die erotische Grundwärme Ihrer Beziehung.

Erotische Grundwärme entwickelt sich durch eine aktiv gelebte Sexualität und hält sie wiederum lebendig. Wobei man den Sex nicht auf den Liebesakt reduzieren sollte und den Akt nicht auf den Orgasmus. Wer den Höhepunkt als einzigen Grund für Sex betrachtet, legt die Latte unvernünftig hoch. Wenn Sex schließlich die einzige Gelegenheit ist, bei der man sich überhaupt anfasst, wird es eng.

Warum ist es so berührend, alten Paaren zu begegnen, die Hand in Hand gehen? Man verbindet damit sofort, dass sie sich immer noch lieben und eine lebendige Beziehung haben. Wenn man frisch verliebt ist, kann man die Hände nicht voneinander lassen, aber irgendwann geht vielen Paaren die Berührung verloren. Achten Sie darauf, Ihrem Partner nicht unbemerkt die Körperlichkeit aufzukündigen. Lassen Sie nicht zu, dass die enttäuschte Erwartung auf spontanen Sex dazu führt, dass gar nichts mehr läuft. Denn dann kann Ihr Beziehungsfeuer viel zu schnell zu Asche werden.

Für eine dauerhafte und liebevolle Sexualität in der Partnerschaft brauchen Sie eine Kultur der Körperlichkeit. Diese können Sie aktiv pflegen und gestalten. Der reaktiven Lust ist man ausgeliefert, für die Lust aus Intimität lässt sich eine ganze Menge tun. Hören Sie auf zu warten, dass »es« passiert, kultivieren Sie selbst Ihren Lustgarten. Guter Sex ist wie vieles im Leben das Ergebnis von Liebe und Arbeit.

Es läuft und läuft und läuft ... super zwischen uns

Drei Arten von Berührungen lassen sich in der Beziehung unterscheiden:

- Alltägliche Berührungen
- Erotische »Anfragen« (nach Sex)
- Umarmungen und körperliche Kontakte, die die Energie fließen lassen

Die kleinen Berührungen im Alltag gehen häufig durch Unachtsamkeit verloren. Man berührt sich etwa nicht, weil man es nie bei den eigenen Eltern gesehen hat. Oder man kommt sich vielleicht ein bisschen kindisch vor, gar wie in einem kitschigen Film, wenn man sich »einfach so«, ohne (sexuelle) Absicht anfasst.

Lassen Sie alltägliche Berührungen nicht zu leeren Ritualen verkommen, sondern verleihen Sie ihnen Kraft: Geben Sie sich den Begrüßungs- und Abschiedskuss nicht flüchtig, sondern aufmerksam, legen Sie am Tisch die Hand auf den

Arm des Partners, wenn Sie ihm etwas Wichtiges mitteilen wollen. Und anstatt ihm nur die Fussel vom Pullover zu zupfen, könnten Sie ihm auch gleich über den Rücken streichen. Achten Sie einmal bewusst auf diese kleinen Kontaktaufnahmen, ob sie einfach nur gewohnheitsmäßig oder zärtlich erfolgen. Und wenn Sie Kinder haben, dann lassen Sie nicht zu, dass die nicht-sexuellen Berührungen in Ihrer Familie allesamt beim Nachwuchs landen und für Sie als Paar keine mehr übrig bleiben.

Sollten Sie zu den Menschen gehören, die berührungsscheu sind, dann fragen Sie sich, was dahinterstecken könnte: Ist es die Angst, etwas falsch zu machen, eine Abneigung gegen Nähe, die Befürchtung, dass es als Anmache verstanden wird? Sprechen Sie mit Ihrem Partner über Ihre Wünsche. Vielleicht hat er ähnliche, ohne dass Sie es wussten.

Bei der erotischen Anfrage gibt es die meisten Missverständnisse. Wir spüren instinktiv – oder meinen es zu spüren –, wenn sich der Partner mit einem Wunsch nach Sex uns nähert. Ob der Mann jetzt direkt die Hand zwischen die Schenkel der Frau gleiten lässt oder ihre Haare beiseitestreicht, um ihr einen Kuss in den Nacken zu hauchen, ob sich eine Frau auf den Schoß eines Mannes setzt oder ihn scheinbar beiläufig am Ärmel berührt – das kann jeweils absichtsvoll oder nur zärtlich gemeint sein. Manchmal ist es wichtig, miteinander zu sprechen, anstatt die Signale allein zu deuten. Man kann nämlich auch falsch liegen.

Viele Frauen wehren grundsätzlich jedes Anfassen ab, auch wenn es zärtlich gemeint ist, und drücken dem Partner den Stempel »unerwünschter Dauergrabscher« auf, was einen sensiblen Mann den Rückzug antreten lässt. Sicher, es gibt genügend Männer, die recht einfallslos »angreifen«, sich aber wundern, wenn sich ihre Partnerinnen bei der Freundin ausweinen: »Meinst du, er würde mich auch nur einmal zärtlich berühren? Er fasst mich nur an, wenn er Sex will, und dann gleich total zielgerichtet. Da vergeht mir alles!«

Wenn der Einstieg derart verbaut ist, wird die Distanz zwischen einem Paar immer größer – und mit der verlorenen Körperlichkeit geht der Sex gleich mit baden. Deshalb tauschen Sie sich aus über Ihre erotischen Anfragen, darüber, was Ihnen gefällt und was nicht. Manche Missverständnisse sind leicht auszuräumen und führen am Ende zu Gemeinsamkeiten, so wie bei diesem Paar, das mir Folgendes erzählte:

Er: »Wir kochen gern miteinander. Dabei hat sich als kleine Neckerei entwickelt, dass ich ihr immer wieder mal von hinten an den Busen fasse, wenn sie gerade mit beiden Händen beschäftigt ist und sich nicht wehren kann!« Sie: »Anfangs hatte ich Stress damit, weil ich dachte, mein Gott, jetzt nicht! Irgendwie bin ich davon ausgegangen, dass ich die gehackten Zwiebeln augenblicklich vergessen muss, weil er sofort Sex will. Aber schließlich haben wir darüber gesprochen, und es wurde mir klar, dass sein Anfassen als Kompliment gedacht ist. Er will mir damit zu verstehen geben, dass er mich sexy findet, dass er mich unbedingt will, wenn nicht jetzt, dann vielleicht später am Tag oder morgen. Seitdem genieße ich es richtig – eigentlich finde ich es total erotisch, sich beim Spaghettikochen anzumachen! Manchmal reibe ich mich sogar ganz frech an ihm, wenn er hinter mir steht. Und danach kochen wir gemütlich und glücklich weiter.«

Diesem Paar gelingt es, sexuelle Energie als Lebensenergie wahrzunehmen und fließen zu lassen – was die dritte Berührungsform ist. Partner, die miteinander tanzen, bestätigen, dass dabei erotische Energie fließt, die sich aber als Lebendigkeit und Freude an der Bewegung ausdrückt. Ähnlich anregend wirken Umarmungen, wenn man sich nicht nur schnell aneinanderdrückt, sondern länger und intensiv in ihnen verweilt. Die Empfindung danach kann ein ekstatisches Wohlfühlen sein – alles strömt. Und selbst Kuscheln im Bett muss keine fade Einschlafnummer sein. Wenn Sie präsent in der Berührung sind und aktiv mit dem Beckenboden arbeiten, kann auch hier Energie fließen, die Ihre Beziehungsglut nährt. Vor allem wenn Sie getrennt schlafen, sollten Sie öfter bewusst kuscheln.

Pflegen Sie Ihre Körperkultur. Ob Sie Tango Argentino tanzen, sich auf der Couch gegenseitig durchkraulen oder Küssen zu Ihrem Lieblingssport machen – jede gemeinsam genossene Berührung tut Ihrer Beziehung gut, auch ohne Sex.

Donnerstag-23.30-Uhr-Sex: Kleine Rituale für großen Genuss

Wollen Sie Ihre lustvolle Körperlichkeit aktiv gestalten, dann müssen Sie aufhören, darauf zu warten, dass es »passiert«. Der einzige Grund, der gegen Verabredungen zum Sex spricht, ist der zwanghafte Gedanke, dass es nur dann »richtig« ist, wenn die Lust einen überfällt.

Sehen Sie es so: Bei Verabredungen fürs Kino oder zum Essen wissen Sie ungefähr, was Sie erwartet. Genauso kann auch ein Date zum Sex ablaufen. Etwas Erotisches sollte zwischen Ihnen passieren, aber was genau, das darf sich aus der Situation heraus entwickeln. Nehmen Sie sich Zeit für die körperliche Liebe, und seien Sie offen dafür, was geschieht.

Schaffen Sie sich für diese Treffen ruhig Rituale. Abläufe, die immer nach demselben Muster funktionieren, werden häufig unter »einfallslos« verbucht. Ob sie tatsächlich langweilig oder intensiv sind, hängt jedoch vor allem davon ab, wie präsent wir dabei sind. Dann kann es immer wieder aufs Neue schön sein, wie etwa bei dieser Seminarteilnehmerin:

»Badminton mit seinem Kollegen, danach Sauna und Weißbier, anschließend nach Hause und Sex mit mir – das ist seit einiger Zeit ein gelungener Donnerstagabend. Mein Mann steht normalerweise ständig unter Strom, aber an diesen Abenden ist er so wunderbar entspannt, dass er mir sogar zuhört. Es macht mir gar nichts aus, dass immer alles identisch abläuft, ich liebe unseren Donnerstag-23.30-Uhr-Sex.«

Wenn beide Partner einen vollen Terminkalender oder wegen der Kinder kaum Zeit für sich haben, wird eine kostbare freigeschlagene Stunde leicht mit Erwartungen überfrachtet. Erregung ist bei einer solchen Verabredung selten von Beginn an da. Doch wir brauchen sie auch nicht, um guten Sex zu haben.

Wenn Sie nicht wild aufeinander sind und sich dennoch Zeit nehmen, um der tiefen, warmen und beständigen Glut der Intimität nachzugehen, bleibt genügend Raum dafür, den anderen zu spüren, die Gefühle, die man füreinander hat, auch beim Liebemachen wahrzunehmen. Und wenn Sie dabei sehr präsent sind, können Sie das Ergebnis Ihres Zusammenseins eher offenlassen. Es ist dann egal, ob es zum Orgasmus kommt oder nicht. Dafür hat das gemeinsame Erleben, das Miteinander-verbunden-Sein einen Platz in Ihrem Sex. Danach ist man meist tief erfüllt und nicht nur kurz befriedigt.

Für diesen Sex brauchen Sie auch kein schnelles Kopfkino. Der Körper ist intensiv beteiligt, und es entsteht eine erotische Grundwärme, die angenehme Glut. Mit ihr können Sie entspannt darauf vertrauen, dass auch wieder lodernde Flammen möglich sind, etwa dann, wenn das Baby durchschläft oder die Überstunden abgefeiert werden können.

Vergessen Sie getrost die Jagd auf ekstatische Momente. Es ist, wie ständig Kuchen essen zu wollen, anstatt das gute Brot der Liebe wertzuschätzen. Bewusst gestaltete Sexualität braucht nicht ständig neue »erste Male«, sondern erotische Verbundenheit. Die kann auch Schwächen und Fehler des Partners tragen – weil wir ihm in seiner tieferen Schönheit begegnen.

Noch längst ist nicht alles gelaufen

Eine bewusste Sexualität macht auch eine gelassene erotische Neuorientierung älterer Paare leichter. Der Niedergang der Sexualhormone bedeutet zwar das Ende des Reproduktionszeitalters, dafür berichten mir viele Menschen, dass sie das Gefühl haben, freier entscheiden zu können, nicht mehr so getrieben zu sein.

Zweifellos ist die Versuchung groß, sich gehen zu lassen. Wir können vor Muskelabbau und Fettzunahme kapitulieren, deprimiert zusehen, wie die alten Ziele und Wünsche wegbrechen. Aber ab fünfzig muss es nicht nur bergab gehen. Manches ist gelaufen, erledigt, liegt hinter einem – was auch bedeutet, dass neue Freiräume entstehen. Wichtige Karten sind ausgespielt, doch vielleicht findet man jetzt erst den einen oder anderen Joker in seinem verbliebenen Blatt? Viele Menschen haben jenseits der fünfzig ihre wirklich großartigen Leistungen vollbracht. Nicht alles Bedeutsame entsteht in der Zeit jugendlicher Sturm-und-Drang-Energie oder in der Phase zwischen dreißig und fünfzig, die man mit einer Top-Effizienz verbindet.

Für den Sex gilt Ähnliches: Der Druck lässt überall nach. Ob im Bindegewebe, in der Psyche oder im Schwellgewebe ... Nehmen Sie es gelassen hin, anstatt sich dadurch stressen zu lassen. Finden Sie den Sex, der zu Ihnen passt, der sich stärker am Genießen orientiert als an bestimmten »Standards«. Präsenz brauchen Sie dafür eher als Geilheit. Und vielleicht ein gutes Gleitmittel. Wenn Sie als Paar gemeinsam lustvoll alt werden wollen, pflegen Sie die Glut, die Intimität. Das ist nachhaltig, wie dieser Mann erzählt: »Sonntagnachmittag ist unsere Zeit. Wir haben im Urlaub entdeckt, dass Sex während der Siesta für uns am besten ist. Dazu legen wir uns aufs Bett und entspannen erst einmal. Anschließend bekommen wir oft Lust aufeinander, aber die ist mehr so ein Hingezogensein, nichts Aufregendes. Meine Erektion ist nicht mehr so zuverlässig, und wir sagen immer, dass wir bloß kuscheln. Dass überhaupt nichts passieren muss. Aber oft passiert etwas. Es ist mir fast lieber, wenn ich keinen Orgasmus habe, dann werde ich hinterher nicht so müde. Meine Frau hat selten einen, aber mag trotzdem gern, was wir tun. Wir liegen dann noch längere Zeit zusammen und genießen das schöne Gefühl im Bauch.«

Bei den meisten Paaren lässt mit der Dauer der Beziehung die Sexualität deutlich nach, und zwar unabhängig vom Alter. Egal ob Sie sechsundzwanzig oder zweiundsechzig sind, halten Sie in Ihrer Partnerschaft die körperliche Liebe lebendig – in der Form, die für Sie richtig ist.

Im Teil »Liebes- und Leibesübungen« (s. S. 103) finden Sie zahlreiche Anregungen dafür.

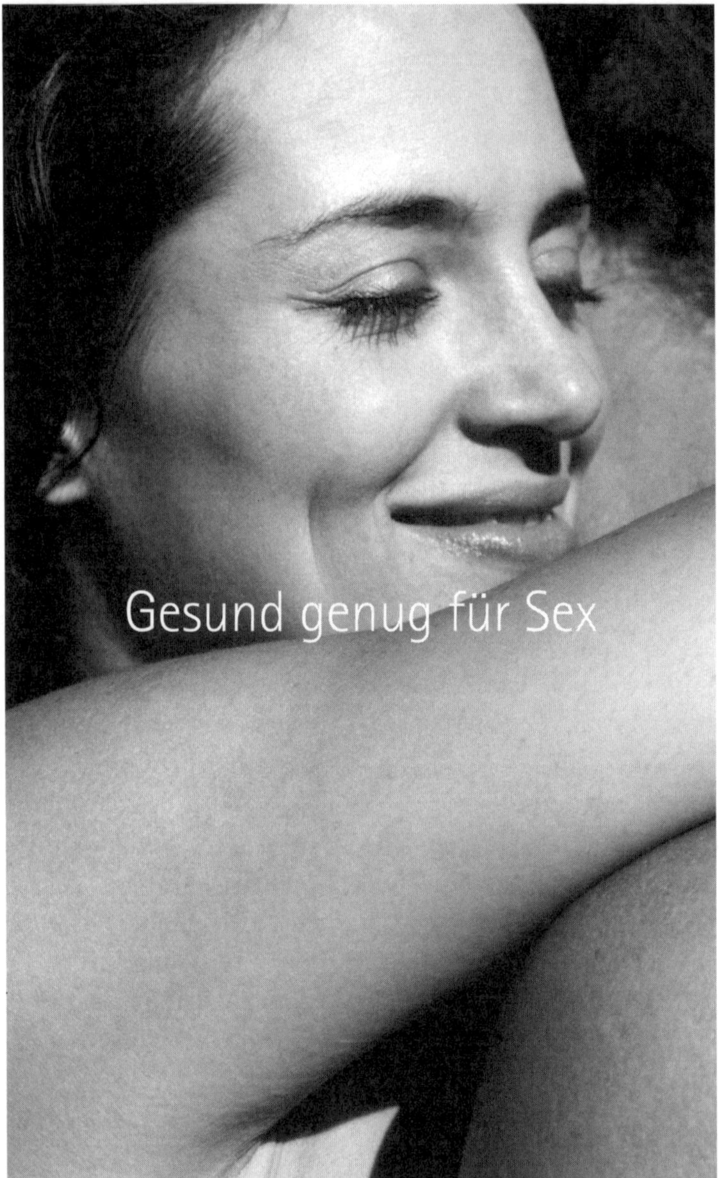
Gesund genug für Sex

Es wäre zu schön, wenn unser Körper vergleichbar mit einem Qualitätswerkzeug aus Nirostastahl wäre, mit einer Garantie von neunzig Jahren und Vollkasko. Wenn man alles essen könnte, ohne zuzunehmen. Und wenn lustvoller Sex problemlos und beliebig oft abrufbar wäre.

Doch nahezu jedes Leiden bringt das Liebesleben sehr schnell zum Erliegen – ob Schnupfen oder Nierenkolik, ob verstauchter Zeh oder starkes Übergewicht. Dabei sind Einschränkungen selten ein Problem, wenn sie rasch wieder ausgestanden sind. Anders ist es, wenn sie dauerhaft oder ständig wiederkehrend einen langen Schatten über das gemeinsame Bett – und Leben – werfen. Denn immer, wenn etwas wehtut, rätselhaft und nicht zu kurieren ist, wenn etwas nicht mehr so funktioniert wie früher, merken wir, wie sehr wir unserem Körper ausgeliefert sind.

Körperliche Beschwerden, die den Unterleib betreffen, müssen Sie aber nicht von einem erfüllten Liebesleben abhalten, auch wenn vielleicht nicht alles so möglich ist, wie man es gern hätte.

Womit sich Frauen häufig plagen

Einige lästige chronische Erkrankungen im Urogenitalbereich können einem das erotische Leben ziemlich verleiden. Frauen, die mit regelmäßig wiederkehrenden Infekten geplagt sind, träumen von normalem Sex. Sie wissen, wie es die Beziehung belasten kann, wenn der Partner sich mit einem »Schon-wieder!«-Stöhnen frustriert im Bett umdreht. Einfache Lösungen gibt es in diesen Fällen selten, aber es hilft schon viel, wenn man lernt, sich erotisch damit zu arrangieren – allein deshalb, um dem Problem den Druck zu nehmen.

Harnwegsinfektionen sind sehr verbreitet. Fast jede Frau hat einmal eine in ihrem Leben, aber oft bleibt es nicht bei einer. Am Anfang spricht man noch von »Honeymoon-Cystitis«, schmunzelnd werden die aufgetretenen Symptome als Preis für zu viel ekstatischen Sex gewertet. Die Flitterwochen gehen vorüber, doch bei manchen Frauen bleiben die Blasenentzündungen beziehungsweise kommen regelmäßig wieder. Im Extremfall so häufig, dass sich praktisch nach jeder Liebesnacht das vertraut-verhasste Brennen in der Harnröhre einstellt.

Nach einiger Zeit sind sowohl die Frau als auch der Partner total genervt, der Urologe ratlos, die Hausmittel und Ratschläge durchprobiert. Die Betroffene greift mit einem tiefen Seufzer erneut zum Antibiotikum, das den Spuk rasch beendet – für diesmal. Wie soll man da den Sex überhaupt noch richtig genießen?

Wenn Sie zu den geplagten Frauen gehören: Auch wenn man die Symptome noch so gut zu kennen glaubt, nicht jedes Brennen beim Wasserlassen ist eine bakterielle Harnwegsinfektion. Häufig ist es nur eine mechanische Reizung und beruhigt sich von alleine, ohne Antibiotika, einzig durch viel Trinken und eine selbst verordnete Sex-Pause.

Lassen Sie es beim nächsten Mal ruhiger angehen. Viel Reibung verursacht Reizungen. Verlangsamen Sie Ihr Liebesspiel. Wenn Sie die Sensibilität in Vagina und Penis erhöhen, wird eine feine Ekstase an die Stelle der heißen Lust treten. Experimentieren Sie auch damit, sich auf bestimmte Positionen zu beschränken – manche Frauen berichten, dass die Missionarsstellung zwar nicht gerade aufregend, aber günstig ist, wenn man infektionsgefährdet ist, wohl deshalb, weil dabei die mechanische Reizung der Harnröhre gering ausfällt.

Stärken Sie Ihren Unterleib mit Beckenbodenübungen und Selbstliebe, es wird Ihnen guttun. Und mit den Anregungen aus dem Kapitel »In die erotische Gegenwart kommen« (s. S. 187) können Sie Ihre sexuelle Energie auch ohne Vereinigung ins Fließen bringen.

Genauso wie es Frauen mit einer unseligen Neigung zu Harnwegsinfekten gibt, sind leider viele für *Candida albicans* disponiert, eine Hefepilzerkrankung, die im Genitalbereich auftreten kann. Frauen, die zum 137. Mal das Jucken spüren und dem Partner mitteilen müssen, dass er sein »bestes Stück« doch bitte erneut mit der Pilzsalbe behandeln soll, bekommen einen Schreikrampf, wenn man ihnen sagt, dass mit Joghurt getränkte Tampons hervorragend gegen Pilze wirken, weil diese keinen sauren pH-Wert mögen. Bei diesen Frauen tummeln sie sich auch fröhlich im sauren Milieu herum – und verderben ihnen den Spaß am Sex gründlich.

Wenn Sie selten oder gelegentlich eine Infektion haben, kann Ihnen Joghurt sehr wohl helfen, doch sollten Sie zu den Frauen gehören, die über die Hefepilze nicht siegen können, bleibt Ihnen nur eines: sich zu arrangieren. Clotrimazol, der Wirkstoff in den Anti-Pilz-Cremes, ist vergleichsweise harmlos, Resistenzen dagegen treten nicht auf. Sie können also bei den ersten Anzeichen von Jucken und krümeligem Ausfluss die rezeptfrei erhältlichen Zäpfchen zum Einsatz bringen und den Partner gleich mitbehandeln. Wenn Sie die Beschwerden auf diese Weise abfangen, bevor alles gerötet und geschwollen ist, können Sie sogar Sex haben, natürlich auf die sanfte Tour, mit der Salbe als Gleitmittel.

Ansonsten ist auch hier das Kapitel »In die erotische Gegenwart kommen« (s. S. 187) zu empfehlen. Lernen Sie, die Energie fließen zu lassen, damit Sie verschiedene Möglichkeiten haben, sich erotisch zu verwöhnen.

Muss einiges aushalten – das weibliche Becken

Wenn es darum gegangen wäre, den Menschen robust zu konstruieren, dann hätte man sich etwas anderes einfallen lassen müssen, als den Geburtskanal in Richtung Schwerkraft anzuordnen. Denn dies erfordert Zugeständnisse bei der Stabilität des Beckens.

Die zwei Methoden, die zur Verfügung stehen, um Babys auf die Welt zu bringen – die vaginale Entbindung und der Kaiserschnitt –, haben beide ihre Nachteile. Der Kaiserschnitt ist eine Operation mit Narkose, mit Narbenbildung und Durchtrennung von Gewebe und Nerven. Außerdem sehen es viele Geburtshelfer als wichtig für die Reifung und Immunisierung eines Kindes an, wenn es nicht einfach geholt wird, sondern sich durch den Geburtskanal mühen muss. Dieser natürliche Weg ins Leben ist verdammt eng – angesichts der großen Säuglinge, die dank unseres guten Ernährungs- und Allgemeinzustandes im Mutterleib heranwachsen. Trotzdem kommen die meisten Babys gesund und munter durch.

Doch jede Geburt birgt Risiken für das mütterliche Becken. Nicht wenige Frauen haben danach Probleme mit der Kontinenz, leiden unter dem Gefühl, »geöffnet« zu sein, darunter, dass sie nicht mehr so viel Kraft im Becken haben und beim Sex weniger spüren. Die Vagina kann weiter geworden sein, sodass der Penis tatsächlich nicht mehr die gewohnte Enge und Reibung vorfindet, vielleicht ist der Orgasmus auch nicht mehr so leicht erreichbar, die Sensibilität der Klitoris beeinträchtigt, die Feuchtigkeit in der Vagina vermindert – alles hervorgerufen durch Überdehnung des Gewebes und kleine Nervenschädigungen.

Ein Beckenbodentraining vermag hier Segensreiches zu bewirken. Frauen, die schwerere Geburten hinter sich haben, sollten unbedingt mehr tun als nur die übliche Rückbildung zu absolvieren, selbst wenn sich ihre Beschwerden bereits wieder gebessert haben. In den fruchtbaren Jahren puffert das Östrogen noch Schwächen im Urogenitalbereich ab. Wenn Sie aber auch nach den Wechseljahren beckenbodengesund sein wollen, sollten Sie früh damit beginnen, diese Muskulatur fit zu halten. Es schadet nie, da unten ein bisschen zaubern zu können – für den Sex bedeutet das immer ein dickes Plus.

Hat eine Frau ein schwaches Bindegewebe, chronischen Husten oder muss ständig schwer heben, kann es auch ohne Geburten zu Beschwerden wie Inkontinenz, also unfreiwilligen Harnverlust, oder Senkungen kommen. Bei Letzteren verlagern sich Blase, Gebärmutter oder Darm nach unten und verursachen zum Beispiel ein Druckgefühl im Unterbauch.

Frauen, die Angst haben, beim Sex Urin zu verlieren, sind nicht zu beneiden. Manche ziehen sich aus der Sexualität ganz zurück. Es gibt zwar das Phänomen der weiblichen Ejakulation – diese Frauen schwimmen beim Liebesakt geradezu weg –, aber das ist eher selten. Tritt das Problem mit der unangenehmen Feuchtigkeit erst in der Lebensmitte auf, ist es ziemlich sicher Harn.

Wenn Ihnen ein solches Malheur gelegentlich passiert, sollten Sie darauf achten, ob Sie beim Sex vielleicht unbewusst pressen, also auf die männlichen Bewegungen mit Gegendruck antworten. Das überfordert nämlich den Schließmuskel der Blase ganz schnell. Ein Beckenbodentraining kann Ihnen hier oft helfen. Zum einen nehmen Sie dadurch wahr, was Sie in diesem Körperbereich genau tun, zum anderen halten Sie wieder besser dicht. Außerdem können Sie diese Muskulatur in der Liebe aktiv einsetzen, und das ist ein Gewinn für Sie und Ihren Partner.

Bei Senkungen haben manche Frauen Schmerzen beim Sex, weil der Penis auf Organe trifft, die da, wo sie sich befinden, nicht hingehören. In so einem Fall ist es wichtig, dass Sie und Ihr Partner lernen, sich langsamer und achtsamer zu bewegen. Probieren Sie verschiedene Positionen beim Sex aus, und akzeptieren Sie, dass einige vielleicht nicht mehr möglich sind. Günstig sind meist Stellungen, wo die Frau viel Bewegungsfreiheit hat und den Penis dirigieren kann.

Scheidentrockenheit? Na und?

Zur gängigen Vorstellung von perfektem Sex gehört, dass die Frau vor lustvollen Körpersäften überfließt. Die Realität sieht aber anders aus. Unabhängig vom Alter gibt es »feuchtere« und »trockenere« Frauen, was jedoch kein Maßstab für ihre Qualitäten als Liebhaberinnen ist. Am besten klappt es bei allen an den fruchtbaren Tagen, dann, wenn man sich den Spaß mit entsprechend empfängnisverhütenden Maßnahmen verderben muss! Bei stillenden Müttern fließt es dank Prolactin eher oben als unten – gut zu wissen, dass sich das nach dem Abstillen wieder normalisiert. Ist die Erregung nicht sehr hoch, ist selten übermäßig viel Feuchtigkeit vorhanden; ab den Wechseljahren ist die »Wüste Gobi« eher die Regel als die Ausnahme.

Sich deswegen Stress zu machen ist jedoch überflüssig. Es sind viele verschiedene Gleitmittel auf dem Markt – testen Sie einfach aus, was sich gut anfühlt. Oder Sie probieren den »Mützentrick« (s. S. 248). Er funktioniert oft wunderbar, wenn die Frau in der Vagina genügend feucht und nur der Scheideneingang trocken ist.

Männer und ihr Becken

Es ist noch wenig bekannt, aber auch Männer können von einem Beckenbodentraining profitieren.

Zum Beispiel bei Schmerzen im Unterleib, unter denen viel mehr Männer leiden, als bislang angenommen wurde – sechs Prozent laut eines offiziellen deutschen Gesundheitssurveys. Oft ist die Potenz dadurch beeinträchtigt, manchmal werden die Beschwerden durch Sex gebessert, bei anderen verschlimmert. Urologen vermuten dahinter in vielen Fällen eine nicht wahrgenommene Verspannung des Beckenbodens. Diese kann auch Ursache für manche Prostata-Probleme sein. Ein entspannungsbetontes Beckenbodentraining bringt oft Besserung – und schadet nie.

Dasselbe gilt auch für eine organisch bedingte erektile Dysfunktion, gemeinhin als Impotenz bezeichnet. Früher nahm man an, dass sie meist psychisch bedingt ist, mittlerweile werden aber immer mehr organische Auslöser gefunden. Ein gutes Kriterium, um die Ursache einzugrenzen, ist die Fähigkeit zu nächtlichen Erektionen – bleiben diese aus, gibt es mit Sicherheit körperliche Gründe. Dazu zählt unter anderem Arteriosklerose – dann können Potenzprobleme ein Warnhinweis für einen Herzinfarkt sein. Und auch Prostataoperationen kosten einen Mann nicht selten mehr als nur seine Vorsteherdrüse. Wichtig ist, eine erektile Dysfunktion medizinisch abzuklären und, wenn möglich, die Ursachen zu beseitigen. Mit Beckenbodentraining, Elektrostimulation, Viagra und Skat (Schwellkörper-Autoinjektions-Therapie) gibt es einige wirksame Behandlungsmöglichkeiten.

Wenn die Erektionsfähigkeit mit zunehmendem Alter oder infolge von Krankheiten oder Medikamenteneinnahme schlechter wird, können Viagra, Levitra und Co. ein echter Segen sein. Ein Mann, der ständig um seine Erektion kämpft, hat keine Aufmerksamkeit mehr für alles andere, und der Sex wird anstrengend für beide. Bevor Sie sich allerdings den Verlockungen der kleinen blauen Pillen hingeben, sollten Sie ausprobieren, ob Sie mit einem Beckenbodentraining nicht ebenfalls wieder in den grünen Bereich kommen. Problematisch an der medikamentengestützten Erektion ist, dass es die Männer darin bestärkt, die Funktionsfähigkeit des Penis mit gutem Sex gleichzusetzen. Folglich konzentrieren sie sich einzig und allein darauf. Wenn eine Frau ablehnend auf die Wiederauferstehung des tot Geglaubten reagiert, dann liegt es meist daran, dass sie sich mehr von der Sexualität erwartet als ein Rein-raus-Spiel: Zärtlichkeit, Intimität, ein Miteinander.

Liebe leben trotz Stolpersteinen

Perfekte Gesundheit und vollkommene Körper für den idealen Sex sind eine beliebte Wunschvorstellung. Die Realität sieht anders aus. Die meisten von uns haben mit irgendwelchen Einschränkungen zu kämpfen, mit denen man sich am besten arrangiert – damit die Lust nicht völlig auf der Strecke bleibt.

Und nichts ist so wie früher

Jeder Eingriff im Unterleib zerstört Nervengewebe. Ob nur ein kleines Bändchen eingezogen wird, eine große Krebsoperation mit anschließender Bestrahlung erfolgt oder eine Nach-OP nach einer Geburtsverletzung erforderlich ist – rechnen Sie mit Auswirkungen auf die Sexualität, und damit sind in den seltensten Fällen positive gemeint. Darüber sollten sich sowohl Frauen wie auch Männer im Klaren sein und jeden nicht unbedingt notwendigen Eingriff reiflich überlegen.

Ist eine größere OP unausweichlich, braucht man danach vielfach eine behutsamere Herangehensweise an die körperliche Liebe. Doch gerade Männer tun sich damit schwer, können sich selten vorstellen, dass ein achtsames Vorgehen auch genussvoll und intensiv sein kann. »Ich habe keine Lust auf Krankensex«, sagte ein Mann zu seiner Frau, die ihn nach einer Unterleibsoperation um ein sanftes Liebesspiel bat. Schließlich ließ er sich doch darauf ein. Mit der Zeit gefiel ihm dieser Sex immer besser – und die beiden haben diese Variante in ihrem Repertoire belassen, selbst als wieder dynamischere Bewegungen möglich waren.

Wenn nach schweren Unterleibsoperationen ein normaler Sexualakt kaum oder gar nicht mehr möglich ist, ist es wichtig, nicht mehr auf einer bestimmten Erotik zu bestehen. Ein Paar, dem Körperlichkeit wichtig ist, wird Alternativen finden. Beide können etwa zu Meistern im Küssen werden. Und auch Massagen können unglaublich sinnlich sein:

»Mein Mann hatte ein Penis-Karzinom, und zuerst versuchten wir mithilfe von Viagra wieder halbwegs normalen Sex zu haben. Das war ihm sehr wichtig, da man ihm den halben Penis weggeschnitten hatte! Aber er spürte nicht viel, und ich auch nicht. Alles war nur ein Kampf, auch ein Krampf, bis wir damit anfingen, uns mit erotischen Massagen gegenseitig zu befriedigen. Für ihn war es fast noch wichtiger, dass ich einen Orgasmus hatte, als dass er selbst zum Höhepunkt kam. Damit gelang es uns dann, Frieden zu finden mit der Situation, so wie sie nun mal war. Wir sind uns sogar nähergekommen als früher, wo immer alles gut geklappt hat.«

Ganz schön schwer: Übergewicht

Vieles ist beim Sex mühsamer, wenn man sich mit vielen Isolierschichten umgeben hat. Beleibte Menschen können zwar sehr beweglich sein, aber die meisten sind in ihrem körperlichen Radius eher eingeschränkt. Wenn beide Partner zu einer gewissen Korpulenz neigen, ist ein Großteil der Stellungen nicht mehr möglich, weil man einfach nicht richtig zueinanderkommt. Und da sich viele Übergewichtige nicht wohl in ihrer Haut fühlen, haben sie nicht selten Probleme, eine unbeschwerte Erotik zu genießen.

Aber ein Idealgewicht, das vielleicht angestrebt wird, sollte nicht die unbedingte Voraussetzung für guten Sex sein. Beginnen Sie mit Selbstliebe. Das heißt: Verzichten Sie sowohl auf Trotzreaktionen wie »Ich bin dick – na und!« als auch auf selbstmitleidige Äußerungen im Sinne von: »Ich bin dick – ich bin so arm dran.« Selbstliebe bedeutet, sich ehrlich und tief anzunehmen. Wenn Sie nichts beschönigen und nichts verurteilen, wenn Sie nicht mehr abnehmen müssen, um sich zu mögen, wird es Ihnen am ehesten gelingen.

Für den Sex probieren Sie am besten aus, welche Positionen für Sie praktikabel sind – keineswegs sollten sie zu anstrengend sein –, sodass Sie trotz Ihrer Fülle zusammenkommen. Scherenstellungen (s. S. 248) sind oft gut geeignet, auch die Hündchenstellung. Sie sind in der Vielfalt der Möglichkeiten vielleicht eingeschränkt, nicht aber darin, grenzenlos und innig zu genießen. Und mit Atem- und Energieübungen stehen Ihnen weitere Varianten der körperlichen Liebe zur Verfügung.

Annehmen gibt Kraft

Schnell fühlt man sich minderwertig, wenn man gesundheitlich anfällig ist oder ein körperliches Defizit hat. »Warum gerade ich?« – diese Frage kann einen sehr beschäftigen. Chronische Leiden belasten die Beziehung. Manche Paare entfremden sich darüber, andere wachsen daran. Wenn die Sexualität unmittelbar beeinträchtigt ist, hängt der gesunde Partner oft zwischen Mitgefühl und Wut: »Sie hat wieder mal ihre Migräne!« Der Leidende in einer Verbindung hat oftmals ein schlechtes Gewissen oder ist seinerseits gekränkt: »Wenn du mich wirklich lieben würdest, dann würdest du zu mir stehen.«

Bei wiederkehrenden und nicht erklärbaren Symptomen geschieht es nicht selten, dass der betroffenen Person psychische Launen zum Vorwurf gemacht werden: »Du bist nicht wirklich krank, du willst einfach nicht!« Spätestens jetzt wird offenkundig, wie intensiv die Wechselwirkungen zwischen Körper und Seele sind.

Leiden bringen uns mit den tieferen Schichten unserer Persönlichkeit in Verbindung. Wir können daran reifen, wenn wir nach den Ursachen in uns selbst forschen und nicht die Schuld den anderen geben, dem rücksichtslosen Partner, den unfähigen Ärzten, der verklemmten Erziehung.

Seien Sie ehrlich und liebevoll sich selbst gegenüber, manche Krankheiten sind einfach Veranlagung, Schicksal, Altlasten. Hören Sie auf, gegen Ihre körperlichen Einschränkungen zu kämpfen, sonst sind Sie im Krieg mit sich selbst. Akzeptieren Sie sich mit Ihrem Leiden als momentanen Ausdruck dessen, was ist. Danach unternehmen Sie alles, was möglich und sinnvoll ist, um die Heilung zu befördern und die Beschwerden zu lindern.

Und währenddessen genießen Sie die Sexualität, die möglich ist. Einschränkungen sind immer auch eine Chance. Wenn uns der normale Weg verbaut ist, sind wir gezwungen, kreativ zu werden, neue Wege zu finden. Richten Sie in der Sexualität den Fokus auf das Strömenlassen von Energie, ob allein oder mit einem Partner. Dadurch erschließen Sie sich eine Quelle von Intensität und Wohlbefinden, die sich mit jeder Standardnummer messen kann.

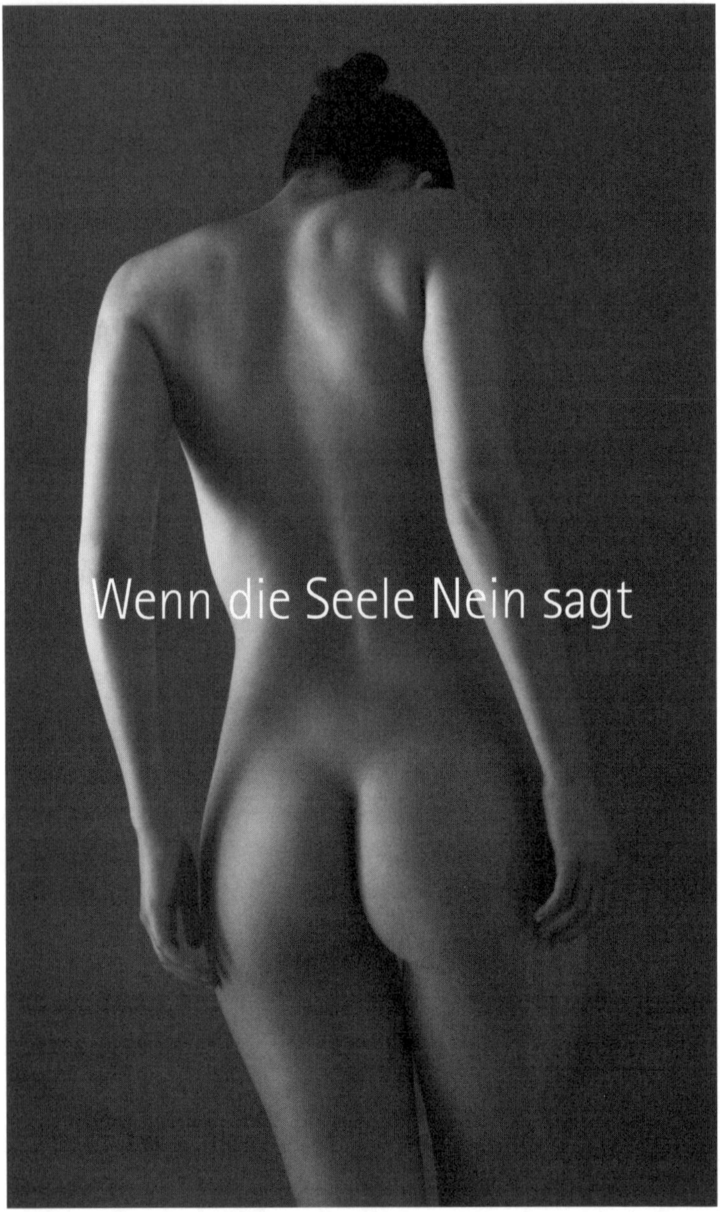
Wenn die Seele Nein sagt

Problem? Was für ein Problem?

Come on baby, let's have some fun! Loslegen und viel Spaß haben! Das ist ein häufig geäußerter Wunsch in Bezug auf Sex. Verständlich ist er schon. Was wäre es doch angenehm, einfach nur unkomplizierten, unverbindlichen und lustvollen Sex zu genießen. Aber Sexualität ist kein seichtes Vergnügen, sie ist eine sehr starke Energie, verbunden mit all unseren Emotionen und unserer persönlichen Geschichte. Sie ruft sämtliche Gefühle und Erinnerungen in uns hervor, die in unserem Körper gespeichert sind. Der Versuch, die Sexualität zum Spaß zu erklären und sie auf ein paar nette Empfindungen zu beschränken, ist, als reduziere man eine klassische Symphonie auf einen Handyklingelton. Und vielleicht ähnlich naiv, wie wenn man Spiegeleier auf einem Vulkan braten möchte.

Natürlich sind wir nicht gerade begeistert, wenn die schönste Nebensache der Welt schwierige Gefühle in uns weckt. Aber diese zu ignorieren führt oft zu rätselhaften Problemen. Der Körper kann der Stimme der Seele direkt Ausdruck verleihen und einfach Nein sagen. Vaginismus, der schmerzhafte Scheidenkrampf, der ein Eindringen des Penis unmöglich machen kann, ist ein Beispiel für ein solches Nein. Ebenso viele Potenzstörungen. Doch selbst wenn der Körper kerngesund und »funktionsfähig« ist, gibt es dieses Nein: »Schatz, ich kann heute nicht!« Oder es heißt: »Ich will jetzt einfach nicht!« Oder: »Fang nicht schon wieder damit an!« Oder man schweigt und zieht sich zurück.

Psychische Ursachen für ein Nein im Bett können in der Vergangenheit liegen oder mit dem aktuellen Beziehungsgeflecht zu tun haben. Meist ist es eine Mischung aus beidem. Bekannt ist jedenfalls, dass sich bei seelischen Störungen oft als Erstes die Sexualität verabschiedet. Da heißt es dann vielleicht: »Ich kann doch nicht mit ihm schlafen, als wäre nichts gewesen!«

Im Gegensatz dazu kann mit einer funktionierenden Sexualität aber auch so manches Problem zugedeckt werden. Frauen, die missbraucht wurden, gestalten Sex häufig mechanisch – ihre Gefühle haben sie dabei in den Katakomben ihrer Psyche verstaut. (Womöglich tauchen sie später als Rachegespenster oder Depressionen auf, sobald die Verdrängung brüchig wird.) Dieses Vorgehen findet sich ebenfalls bei Frauen, die sich völlig unattraktiv finden.

Sex-Tipps sind meist der erste Versuch, das Liebesleben zu therapieren. Aber einen emotional verletzten Menschen damit heilen zu wollen ist so, als würde man einen Knochenbruch mit 100-Meter-Sprints behandeln.

Rat-Schläge von guten Freunden werden nicht ohne Grund als Schläge empfunden, besonders wenn sie wenig einfühlend sind:

»Du musst positiv denken!«

»Alles, was sie bräuchte, wäre wieder mal richtig gut durchgevögelt zu werden.«

»Er sollte sich einfach wie ein Kerl benehmen!«

Auf diese Weise ist sexuelle Heilung nicht zu erreichen. Dafür muss man sich trauen, tiefer zu gehen.

Wenn Eltern eine Bürde sind

Fragt man danach, wie als Kind die Sexualität der Eltern erlebt wurde, sind Aussagen wie diese nicht selten:

»Ich kann mir meine Eltern beim besten Willen nicht beim Sex vorstellen, der Gedanke ist völlig absurd. Das ganze Thema gab es einfach nicht bei uns zu Hause. Ich selbst kann heute noch nicht richtig über diese Dinge reden, obwohl ich über dreißig bin.«

»Manchmal hörte ich dumpfe Geräusche, unterdrückte Laute aus dem Schlafzimmer meiner Eltern. Dann zog ich mir die Decke über den Kopf, es klang bedrohlich.«

»Meine Mutter meinte einmal, man kann einen Mann nicht ständig abweisen, manchmal muss man ihn halt ranlassen.«

Wenn Heimlichkeiten und Peinlichkeiten in Ihrer Kindheit wie schlechte Luft alles umgaben, was mit Sexualität zu tun hatte, brauchen Sie sich nicht zu wundern, wenn Sie das Gefühl haben, zu ersticken, sollten Sie über Erotisches sprechen müssen. Scham ist eine höchst unangenehme Empfindung, der wir gern versuchen, aus dem Weg zu gehen.

Wenn Sie beginnen, über Sex zu reden, hat das Vermeiden ein Ende, wobei Sie aber zugleich den in Ihnen schlummernden Drachen der belastenden Gefühle wecken – doch nur so können Sie ihn auch besiegen. Wenn hingegen beide Partner einvernehmlich schweigen, wird Ihr Sex über ein Minimalprogramm nicht hinauskommen. Bringen Sie den frischen Wind, der sich in guten Gesprächen entwickelt, dazu, den Mief Ihrer Kinderstuben wegzuwehen. Üben Sie, ein wenig frech und zugleich gefühlvoll über Sex zu reden. Tauschen Sie sich mit dem Partner über die erotischen Erfahrungen aus, die Sie in der jeweils eigenen Familie gemacht haben, auch wenn sie noch so schwierig waren.

Und anschließend versuchen Sie, behutsam darüber hinauszuwachsen. Wagen Sie etwas in der Sexualität, selbst wenn Ihre Mutter das niemals getan und sicher missbilligt hätte. Sprechen Sie über Ihre erotischen Wünsche und Empfindungen, selbst wenn der Vater der Meinung war, dass sich das nicht gehört. Sollten Ihre Eltern »nur« verklemmt gewesen sein, ansonsten aber liebevoll, wohlmeinend und unterstützend, müssten Sie die Türen zu mehr erotischem Glück mit gutem Willen, Anleitung und ein bisschen Mut und Experimentierfreude recht einfach öffnen können.

In vielen Elternhäusern ist aber einiges mehr schiefgelaufen.

Es gibt leider vieles, was auf dem Rücken von Kindern ausgetragen wurde. Da wurden Scheidungskriege geführt, in die man die Tochter oder den Sohn hineingezogen hatte, auch indem man sie zu Ersatzpartnern oder Komplizen machte. Kinder können in schwierigen Beziehungen übermäßig verwöhnt, aber auch extrem vernachlässigt worden sein, bis hin zu Misshandlung oder Missbrauch in den vielfältigsten Formen: »Meine Mutter kam oft zu mir ins Bett, weil sie da vor meinem Vater sicher war, wenn er getrunken hatte und Sex wollte.«

Die Dynamik, die in einer Familie herrschte, musste nach außen hin gar nicht so dramatisch gewirkt haben, es genügte, wenn man es so als Kind wahrgenommen hatte. »›Werde bloß nicht wie dein Vater‹ war ein Spruch aus meiner Kindheit, der mich völlig verwirrte, weil ich meinen Erzeuger ab meinem sechsten Lebensjahr nicht mehr zu Gesicht bekommen hatte. Ich wusste nur, dass ich irgendetwas nicht sein durfte, sonst würde mich meine Mutter nicht mehr lieben.«

Alles, was uns kränkt und verletzt, verwirrt und verstört, wütend macht und einsam, führt dazu, dass wir uns schützen und Mauern um uns bauen. Unserem Partner vertrauen wir nach solchen negativen Kindheitserfahrungen dann genauso wenig wie den Eltern.

Häufig beobachtet man, dass vieles, was Menschen mit dem gleichgeschlechtlichen Elternteil erlebt haben, ihr Selbstbild prägt. Und vieles, was wir mit dem gegengeschlechtlichen Elternteil erfahren haben, suchen wir unbewusst bei unserem Partner.

Seien Sie ehrlich und wachsam, wenn Sie aus einer problematischen Familie stammen. Pflegen Sie Ihre eigene Partnerschaft gut – sich selbst und Ihren Kindern zuliebe. Schauen Sie sich Ihre Eltern genau an. Sie können sich freuen, wenn Sie deren gute Eigenschaften übernommen haben. Aber richtig stolz dürfen Sie sein, wenn es Ihnen gelingt, deren Schattenseiten abzulegen.

Erfüllung statt Pflichterfüllung

Jeder partnerschaftliche Konflikt spiegelt sich in der Sexualität. Das bedeutet nicht unbedingt, dass erotisch nichts läuft – es gibt Beziehungen, die man kaum noch so nennen kann und in denen einzig der Sex funktioniert. Diese Verbindungen können sogar äußerst stabil sein, weil sich die Partner in ihrer jeweiligen neurotischen Struktur ergänzen. Aber an diesem Punkt stellt sich die Frage, was für eine Sexualität man leben möchte. Genügt es einem, sich gegenseitig zu »gebrauchen«? Sicher ist: Je mehr ungelöste Probleme in Ihrer Partnerschaft untergründig wirken, desto weniger ist wirkliche Intimität möglich. Keiner wird sich öffnen, wenn emotionale Grundbedürfnisse wie Vertrauen nicht gegeben sind.

Wenn Sie Sex als Ausdruck von Liebe und Verbundenheit leben und erleben möchten, wenn Sie Erfüllung anstatt Pflichterfüllung suchen und sich Weiterentwicklung statt Weitermachen wünschen, dann sollten Sie sich behutsam mit einigen tieferen Regionen Ihrer Psyche beschäftigen.

Ich bin ich, und ich will dich

Wer seine Grenzen nicht kennt, kann sie nicht schützen und kein autonomes Körper-Ich aufbauen – ein häufiges Thema bei Frauen. Viele wurden als Mädchen dazu angehalten, sich selbst zu verleugnen.

»Gib dem guten Onkel die Hand«, sagten die Eltern, auch wenn man den schwitzenden, nach Rauch stinkenden Verwandten schrecklich fand. Ihm doch die Hand hinhalten zu müssen war bereits eine Verletzung der eigenen Grenzen und eine subtile Form von Missbrauch, selbst wenn der Mann tatsächlich ein herzensguter Onkel war, der niemals einen sündigen Gedanken hatte. Bei einem Jungen hätte man eher toleriert, wenn er seine Hand in der Hosentasche vergraben hätte, statt sie zum Gruß zu reichen. »Mädchen sollen lieb sein«, das ist die Botschaft, die bei solchen Gelegenheiten gelernt wurde. Auf einer tieferen Ebene bedeutet das: »Ignoriere deine eigenen Bedürfnisse.« In solchen Situationen distanziert sich ein Kind von seinen körperlichen Wahrnehmungen, spaltet sie ab, weil sie unangenehm sind.

Dramatische Formen nimmt dieser seelische Rückzug bei sexuellem Missbrauch an, und besonders schlimm ist, wenn dieser durch ein männliches Familienmitglied erfolgt und vielleicht auch noch von der Mutter ignoriert oder geleugnet wird. Für diese Mädchen und späteren Frauen ist der Aufbau eines autonomen Körper-Ichs Schwerstarbeit, aber unbedingt notwendig, um die eigenen sexuellen Wünsche und Bedürfnisse überhaupt spüren zu können. Sie müssen ihren Körper erst wieder in Besitz nehmen, bevor sie ihn in den Dienst einer Liebesbeziehung stellen können.

Aber auch Frauen, die sehr behütet aufgewachsen sind, kennen Situationen, in denen sie sich ihrer Grenzen unsicher sind. Wenn man sich emotional öffnet, kann das leicht dazu führen, dass man Dinge zulässt – und sogar meint, sie wirklich zu wollen, obwohl man sie später bereut: »Er hat mir so viel Persönliches von sich erzählt, wie einsam er als Kind war, und dann fing er plötzlich an mich zu streicheln. Ich ließ es geschehen, weil ich nicht wusste, wie ich reagieren sollte. Ich wollte ihn doch nicht verletzen.«

Frauen werden schnell weich, wenn sie Mitleid haben, wenn sie meinen, ein Missverständnis selbst verschuldet zu haben, wenn sie mit Intimität geködert werden oder wenn sie selbst bedürftig sind – als Single oder vernachlässigte Frau. Dann kommt es nicht selten zu Sex, den sie hinterher bereuen.

Sie müssen Nein sagen, wenn Sie ein Nein spüren: »Es tut mir leid, ich habe es mir anders überlegt.« Sie müssen Einhalt gebieten, wenn Sie unsicher sind: »So nicht, wir müssen reden.« Das ist die unabdingbare Selbstbestimmung, die Ihnen erlaubt, ein Nein sagen zu können, wenn Sie auch ein Nein meinen – und dies gibt Ihrem Ja erst Kraft.

Wenn Frauen diese Autonomie fehlt, wenn sie kein starkes Ja haben, wissen sie selten, was sie sich von ihrem Partner wünschen. Und so orientieren sie sich an ihm: »Mir wurde klar, dass alles, was ich im Sex tat, jede Bewegung, jeder Laut, darauf zurückzuführen war, was er wohl erwarten würde ... Bei dem Gedanken, was ich denn jetzt will, bin ich völlig zusammengeklappt. Da war nichts anderes als ein Vakuum, ein schwarzes Loch.« Eine solche fehlende Wahrnehmung der eigenen Wünsche ist keine Basis für ein erfüllendes erotisches Zusammensein.

Autonomie ist keine Form von Zickigkeit, sondern ein In-sich-Ruhen. Damit fällt es leicht, dem Partner die gleichen Rechte zuzugestehen, ehrlich zu sein und die eigenen Vorstellungen ins erotische Spiel zu bringen – das ist eine viel bessere Ausgangssituation für die Lust, als nur zu tun, was der Partner erwarten könnte: »Zum ersten Mal habe ich sie als Frau wirklich in ihrer Lust gespürt, plötzlich war sie da und wollte was von mir!«

Natürlich führt es auch zu Konflikten, wenn Frauen selbstbewusst dafür einstehen, was sie sexuell möchten. Solange sie nur Ja und Amen zu allem sagen, was im Bett läuft, hat der andere leichtes Spiel. Aber sich mit den tatsächlich vorhandenen Differenzen auseinanderzusetzen bringt beiden Partnern langfristig Gewinn – im Gegensatz zu der schleichenden Unlust, die damit einhergeht, dass eine Frau ein schwaches Körper-Ich hat.

Männer können ebenfalls seelisch missbraucht und in ihren Grenzen verletzt worden sein – was sich nicht selten in Beziehungen zu dominanten Frauen widerspiegelt. Für sie gilt das Gleiche wie für betroffene Frauen – Autonomie üben.

Das tun Sie, indem Sie aktiv in sich hineinspüren und herausfinden, was Sie wirklich möchten. Danach müssen Sie sich trauen, diese Wünsche anzumelden. Selbstliebe ist ein guter, weil sicherer Einstieg, den eigenen Körper besser kennenzulernen. Damit Ihr Nein und Ihr Ja selbstbewusst und kraftvoll sind.

Hemmungslos und wild und bunt

Warum wird wilder und ekstatischer Sex so sehnsüchtig gewünscht und so selten gelebt?

Normalerweise deshalb, weil wir alle sehr kontrolliert sind. Damit fährt man nicht schlecht im Büro oder im Straßenverkehr oder bei vielen anderen Gelegenheiten, aber im Sex? Wenn wir wirklich ganz tief genießen wollen, ist loslassen angesagt. Beim Orgasmus verlieren wir für Sekunden die Kontrolle über uns selbst, und vielleicht ist das kein unwichtiger Grund, sich nach dem »kleinen Tod« (»*la petite mort*«) zu sehnen, wie Franzosen den Orgasmus auch nennen.

Alles im Griff haben zu wollen, nicht abschalten zu können, macht die Sexualität unlebendig und mechanisch. Alkohol und andere Rauschmittel werden häufig genutzt, um die Kontrolle zu lockern, aber sie sind zwiespältige Helfer. Wer damit umgehen kann, kann sie ruhig einsetzen. Aber ein Glas zu viel und man tut vielleicht Dinge, die man lieber nicht getan hätte.

Wenn Sie gern ein wenig hemmungsloser im Bett wären, überhaupt lockerer, lustiger, lebendiger werden möchten, dann sollten Sie ernsthaft üben, Vertrauen zu entwickeln – zu sich selbst, Ihrem Körper, dem Leben an sich.

Jede Verlangsamung im Sex erlaubt uns, den Punkt zu spüren, wo wir uns entscheiden können zwischen einem kontrollierten Weitermachen wie gewohnt oder einem Sich-mehr-Hingeben. Probieren Sie es aus, atmen Sie öfter einmal tief durch und geben Sie sich einen kleinen Schubs. Lassen Sie los!

Außerhalb der Sexualität können Sie Vertrauen üben, indem Sie Ihren Körper überhaupt besser kennenlernen und ihn stärker einsetzen. Freies Tanzen, alles, was mit spielerischer Improvisation zu tun hat, hilft Ihnen dabei. Wichtig ist auch, richtig zu atmen, Energie aufzubauen und kräftige Beckenbewegungen auszuführen – so bringen Sie sich näher an Ihr ekstatisches Potenzial.

Viele verschiedene Körpererfahrungen können Sie im sicheren Raum mit sich allein ausprobieren oder in einer Gruppe: »Erst dachte ich, ich werde mich endlos blamieren, als ich hörte, dass wir bei der Theaterimprovisation wilde Raubtiere spielen sollten. Am Ende war ich richtig heiser, aber ich habe mich selten so lebendig gefühlt.«

Sieht aus wie Sex, ist aber etwas anderes

Am schönsten ist Sex, wenn er Ausdruck von Liebe ist. In dieser reinen Form ist er eine Kostbarkeit. Er nimmt sehr schnell andere Schattierungen an, abhängig davon, wie die jeweiligen Partner psychisch gestrickt sind. Vieles davon ist menschlich sehr verständlich, macht den Sex aber dennoch schlechter.

Manche Männer kanalisieren all ihre Bedürfnisse, Wünsche und unverarbeiteten Gefühle, ihren Stress, Frust und Ärger in ihren Schwanz, aus dem einfachen Grund, weil es da einen Ausgang für diese Dinge gibt. Der übersichtliche Ablauf von Spannung – Ejakulation/Orgasmus – Entspannung ist ein bequemer und verführerischer Weg, alles, was Anspannung verursacht, mit Sex lösen zu wollen. Und Spaß macht es auch noch. Sich mit Sex abzureagieren gilt als völlig normal, und die Männer fühlen sich in diesem Zustand meist super – angespitzt, aktiv, unter Strom, also männlich. Und sie sind total genervt, wenn die Frauen »herumzicken« – sprich: keine Lust haben.

Es mag üblich sein, als Mann mit Sex Dampf abzulassen. Die Frau hat leider nicht viel Freude dran. Erstens ist sie diejenige, die diese druckvolle Energie in sich aufnehmen muss. Sie spürt intuitiv, das ist nicht Liebemachen, das ist Müll abladen. Zweitens fühlt sie sich nicht gemeint, wenn er vor aufgestauter Geilheit zittert – und sie ist auch nicht gemeint. Drittens gibt es nichts Unerotischeres als einen bedürftigen Mann. So sagt sie immer häufiger Nein, zeigt sich müde und desinteressiert. Das ist nicht der Sex, den sie sich wünscht.

Sie brauchen als Mann kein schlechtes Gewissen zu haben, wenn es für Sie selbstverständlich ist, sich über Sex zu entlasten. Aber finden Sie als Paar neue Wege, um damit umzugehen: weniger vaginalen Verkehr, dafür mehr Selbstliebe, gern assistiert von der Partnerin. Oder es gelingt Ihnen, sich mit den ruhigeren Varianten des Liebesspiels anzufreunden.

Ungewöhnlich ist auch nicht, dass Sex die Funktion einer Tauschware haben kann. Das bedeutet, dass einer der Partner kein wirkliches Interesse hat, heimlich auf die Uhr schauen und Ekstase vortäuschen wird, damit es schneller vorbei ist: »Ich bräuchte es zwar nicht, aber für ihn ist es enorm wichtig. Da ist er danach einfach besser gelaunt!« Sex, um mehr Harmonie in der Beziehung herzustellen, ist verständlich und vertretbar. Schwieriger wird es, wenn es heißt: »Was bekomme ich dafür, wenn ich mit dir schlafe?«

Sogar als Waffe wird Sex missbraucht. Männer üben Macht aus, indem sie die Rute schwingen. Frauen drohen mit Sexentzug oder benützen kleine Schwächen ihres Partners, um ihn zu demütigen. Wenn es so weit ist, wird kein Sex-Ratgeber die Beziehung mehr verbessern können.

Therapie ist Lebensqualität

Beschäftigt man sich mit psychischen Problemen von Menschen, beschleicht einen nicht selten das deprimierende Gefühl, ins Bodenlose zu blicken. So viele Verletzungen, und so träge ist der Mensch, Veränderung ein so zäher Prozess.

Trotzdem, die Liebe lebt, die Menschen zieht es zueinander hin. Viele schaffen es trotz unsäglicher Erfahrungen, ein gutes Leben zu führen, auch wenn sie nicht alle seelischen Knoten auflösen können.

Es ist wichtig, Therapie nicht als letzten Ausweg, als schreckliche Niederlage zu betrachten, weil man allein nicht weiterkommt. Oder als ein Eingeständnis, dass man schwer defekt ist. Sehen Sie es so: Therapie ist ein Luxus, den wir uns zugestehen, um besser leben zu können. Das Auto fährt man auch in die Werkstatt, wenn etwas klappert. Man wartet nicht, bis es völlig fahruntüchtig ist, oder?

Holen Sie sich professionelle Hilfe, wenn Sie sie brauchen. Wägen Sie ab, ob es für Sie richtig ist, sich jemandem anzuvertrauen, oder ob Sie sich allein beziehungsweise mit dem Partner zusammen auf den Weg der kleinen Veränderungsschritte machen wollen. Im besten Fall nehmen Sie beide das lebenslange Lernen ernst – indem Sie Ihren Körper, Ihre Seele, Ihr Miteinander wachsen lassen. Sollte Ihr Partner erst einmal kein Interesse daran zeigen, benutzen Sie das nicht als Ausrede, um sich ganz von diesem Weg zu verabschieden. Beginnen Sie bei sich selbst. Tun Sie etwas für sich, stärken Sie Ihr Selbstbild, Ihre körperliche Power, Ihre sexuelle Energie. Wenn einer der Partner Bewegung in das eingefahrene Beziehungsspiel bringt, ist der andere nicht selten auch bereit für Neues.

Im Teil »Liebes- und Leibesübungen« (s. S. 103) finden Sie eine Fülle von Anregungen, die Sie aufnehmen können, um Veränderungen anzustoßen. Wenn Sie damit positive Erfahrungen machen, können Sie, mutiger geworden, weitere Schritte gehen. Lassen Sie sich nicht von den Problemen blockieren, sondern versuchen Sie aktiv Lösungen zu finden.

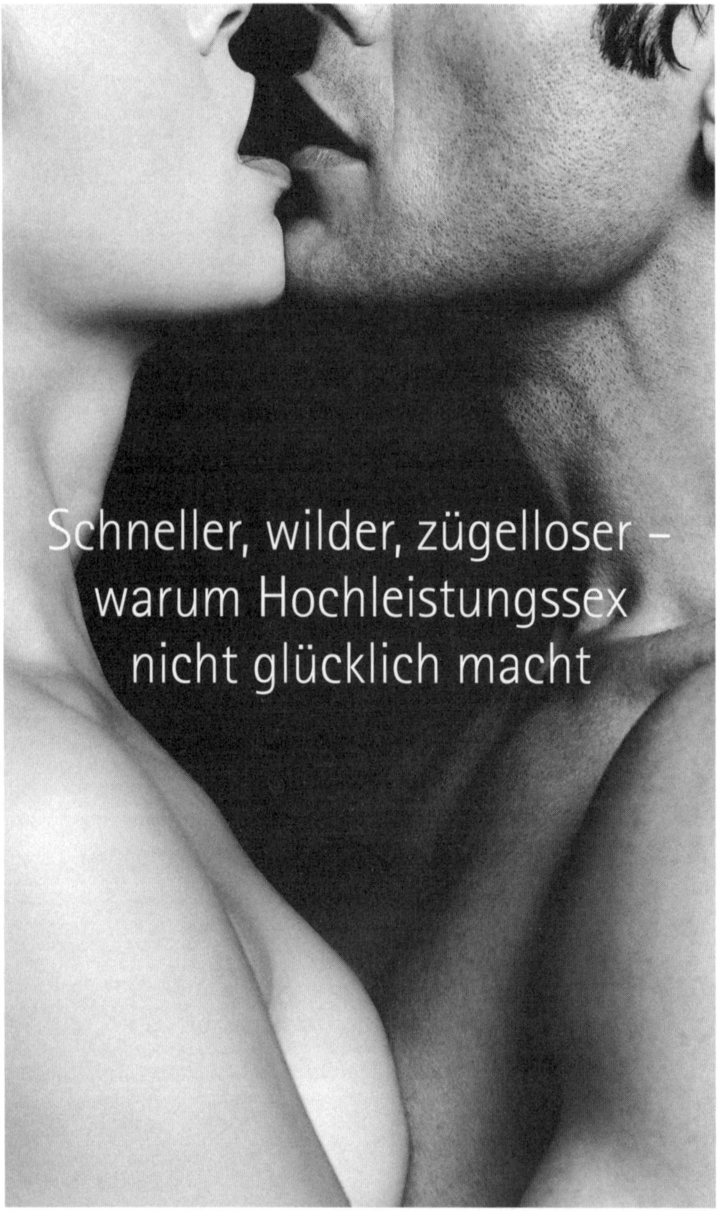

Schneller, wilder, zügelloser – warum Hochleistungssex nicht glücklich macht

Zu viel Mann ist anstrengend

Stress ist ein Lustkiller, darüber besteht Einigkeit. Wenn zu viele Termine und zu große Anforderungen bei zu wenig Schlaf und zu wenig Pausen zusammenkommen, läuft im Bett nicht mehr viel. Ob es die Neunzig-Stunden-Woche ist, die drei kleinen Kinder oder eine Mischung davon – biochemisch betrachtet dämpft das Stresshormon Adrenalin die Sexualhormone Testosteron und Östrogen. Das war's dann mit der Lust.

Im Urlaub oder wenn ruhigere Zeiten anbrechen, sollte sich das wieder bessern. Doch nicht immer geschieht dies, was daran liegt, dass wir nicht nur auf der oberflächlichen Ebene Stress haben, sondern auch auf einer tieferen – und der hört nie auf. Wir leben in einer Leistungsgesellschaft und haben ihre Normen verinnerlicht. Viele nehmen ihr gedankliches Hamsterrad auch mit in den dreiwöchigen Seychellen-Urlaub. Da liegt man dann im Liegestuhl und jagt schon die Pläne für die Monate nach den Ferien durch den Kopf.

»Zu viel Yang«, würde ein weiser alter Chinese sagen und sorgenvoll den Kopf schütteln. »Zu wenig Yin. Nicht ausgeglichen. Nicht gut!«

Yin und Yang sind zusammengehörige, unterschiedlich wirkende Prinzipien, mit denen Gegensätze im Universum beschrieben werden. Sie können uns wertvolle Dienste leisten, um zu verstehen, woran unser Sex möglicherweise krankt. Yang steht für männlich und aktiv, Yin für weiblich und passiv. Tag und Nacht, hell und dunkel, Ein- und Ausatmen sind weitere Gegensatzpaare, wobei der Übergang zwischen den Polen fließend ist. Das Ziel ist nicht, eines der beiden polaren Prinzipien strikt zu vermeiden und zu versuchen, das jeweils andere zu erreichen – so wie es bei Gut und Böse der Fall ist –, sondern sie in ein ausgewogenes Verhältnis zu bringen, da nur so dauerhaft Energie fließt. Doch ausgewogen sind diese beiden Pole in unserem modernen, alltäglichen Leben nicht. Wir kennen es alle: übersteigertes Yang, also Anforderungen, Termindruck, Hektik, Stress, Lautstärke – und zu wenig Yin, mithin Entspannung, Schlafen, Genießen, Stille. Das ist kein Leben, das man sich auf Dauer wünscht, das macht unzufrieden und krank.

Schieflage auch im Bett

Yin ist, wie gesagt, weiblich, Yang ist männlich. Früher waren diese Polaritäten im Sex eindeutig verteilt: Der Mann sagte an – und die Frau fügte sich. In allen Macho-Kulturen ist das auch heute noch so.

In modernen Gesellschaften können wir erkennen, wie die Gleichberechtigung vorangekommen ist: Die Frauen werden nicht mehr unterdrückt, sie dürfen auch wie Männer sein. Vergleicht man alte Action-Filme mit modernen, kann man das besonders gut erkennen: Einst waren Frauen das dekorative Element oder mussten gerettet werden. Heute wird es als sexy wahrgenommen, wenn sie mit den größten Knarren fleißig mitballern und auch mal einen Mann aus den Klauen des Feindes befreien.

Im Sex gibt es dieses Ungleichgewicht ebenso, das Yin hat sich unbemerkt verflüchtigt: Frauen sollen im Sex aktiv sein, fast an der Grenze zur Aggressivität, dazu noch aufreizend super-weiblich. Der Mann muss Leistung bringen, und er soll auch einfühlsam und ausdauernd zärtlich sein. Auch die scheinbar weiblichen Qualitäten sind allesamt mit Ansprüchen besetzt! Und damit wird Sex endgültig zur anstrengenden Angelegenheit. Man muss grandios im Bett sein, Orgasmuspflicht ist selbstverständlich. Weitere Forderungen kommen dazu: »Zeig mir, dass du es genießt, sei ein Luder. Hast du Lust auf mich, bist du geil?« Natürlich soll der Sex auch noch spontan passieren, wild und ekstatisch oder romantisch und unvergesslich sein. Unbewusst sind wir ständig beschäftigt, unzählige Bedürfnisse zu erfüllen, die eigenen und die des Partners. Das verkörpert alles eher den Yang-Pol. Yin würde beim Liebesspiel zum Beispiel als tiefe Hingabe zum Ausdruck kommen. Aber die hat keinen Platz mehr in der Erotik, dafür müsste man nämlich die Erwartungen an tollen Sex loslassen.

Wo ist das Yin geblieben?

Wir können es nicht ausschalten, letztlich bricht es sich doch Bahn – in Form von Erschöpfung und Lustlosigkeit. Und es antwortet auf die Frage: »Bist du geil?« mit: »Ich will meine Ruhe haben, lass mich schlafen.« Oder als letztes Zugeständnis: »Lass uns kuscheln.«

Von vielen, die in Sachen Sex Rat geben, wird dieses Ungleichgewicht mittlerweile sehr wohl erkannt. Und Entspannung empfohlen, autogenes Training, mal wieder Urlaub machen. Atemübungen. Das ist alles wunderbar und richtig, aber im Grunde sind es hilflose Tipps. Yin und Yang muss in der Sexualität selbst stattfinden, und zwar in einem guten Gleichgewicht, dann taucht die Lust auch wieder auf.

Yin und Yang in der Erotik

Um dem Yin-Pol in der Sexualität einen angemessenen Platz einräumen zu können, sollte man sich Gedanken darüber machen, was von unseren sexuellen Aktivitäten eher dem Yin und was eher dem Yang zuzuordnen ist.

Zum Yang-Pol gehört natürlich alles, was mit Machen, Denken, Wollen und hoher Erregung zu tun hat: Sex im Kopf, erotische Fantasien, aufregende Spiele und der Reiz des Neuen und Verbotenen. Yang-Sex braucht diese hohe Spannung, seine Essenz ist das Erobern, er kommt völlig ohne Liebe aus, die erotische Anziehung genügt. Sichere Merkmale von Yang-Sex sind drängende Ungeduld und häufig wechselnde Partner. Mit viel Yang-Energie steht man auf pure Leistung: »War ich gut? Wie oft bist du gekommen?«

Dem Yin-Pol kann man alles zuordnen, was mit Geschehenlassen, Fühlen, einem Sich-Öffnen und Genießen zu tun hat: den ganzen Körper erotisch empfinden, sich aufmerksam spüren, sich liebevoll anfassen, Kuscheln, Streicheln, bewusstes Atmen, entspanntes Wohlfühlen. An die Stelle der hohen Spannung tritt ein umfassendes Berührtsein, körperlich und seelisch, eine erotische Grundwärme, ein warmes Hingezogensein, ein inneres Aufmachen. Die Essenz von Yin-Sex ist die Intimität. Auf diese Weise Liebe zu machen verbindet die Partner und stärkt die Nähe zwischen ihnen. Da eine tiefere Begegnung stattfindet, geht's nicht ohne Liebe.

Um es noch mehr zu verdeutlichen:

Yang-Energie strebt nach Selbstbestätigung, Yin-Energie fördert Innigkeit. Im Yang-Sex will man die Penetration, im Yin-Sex strebt man nach Vereinigung. Yang-Sex ist faktisch und auf Ergebnisse gerichtet, steuert zielgerichtet auf den Orgasmus zu – Augen zu und durch. Im Yin-Sex genießt man es, in der Gegenwart zu verweilen, es ist ein Innehalten, ein In-Kontakt-Sein mit dem Partner.

Dabei, wenn man ehrlich ist, klingt nur der testosterongesteuerte Yang-Sex nach richtigem Sex – und Yin-Sex eher nach langweiliger Kuschelei. Das mag an dem Bild liegen, das wir von Sex haben und das von den Unterhaltungsmedien genährt wird. Doch dies ist nicht die ganze Wahrheit. Der Yang-Sex ist so populär, weil man damit Emotionen abwehren kann. Bloß keinen Augenblick verweilen, sonst können Gefühle einsickern, bloß keiner Stille Raum geben, in der man schwach werden könnte, bloß keine Hingabe zulassen, sonst verliebt man sich vielleicht wirklich.

Für unsere Seele ist nicht der Yin-Sex langweilig, sondern genau der andere Pol. Turnübungen mit Ego-Show? Nein danke. Unsere Seele sehnt sich nach Gefühlen.

Frauen wollen Sex mit Gefühlen – und Männer tief drinnen auch

»Trau keinem Wesen, das einmal im Monat blutet, ohne daran zu sterben!« Der flapsige Spruch klingt harmlos, aber er spiegelt trotzdem wider, dass das Geheimnis der Fruchtbarkeit und der weiblichen Sexualität für Männer unheimlich war und es immer noch ist, aufgeklärt wie wir sind. Für viele ist alles Weibliche bedrohlich, selbst wenn sie es nicht einmal bewusst wahrnehmen, und deshalb scheuen sie Intimität wie der Teufel das Weihwasser.

Das liegt auch daran, dass Männer von Frauen geboren werden und im Laufe der Zeit lernen müssen, sich vom Weiblichen abzugrenzen, um zum Mann zu werden. Als kleine Jungen sind sie meist von einer weiblichen Übermacht umgeben, noch immer sind die Väter viel zu selten anwesend. Je unsicherer ein Heranwachsender sich seiner Männlichkeit ist, desto eher wird er in der Gruppe mit Gleichaltrigen Kraftmeierei üben. Indem er verächtlich über Mädchen spricht, versucht er sich stark zu fühlen. Emotionen sind selbstverständlich tabu – sie zu zeigen wäre unmännlich und ein Zeichen von Schwäche.

Gleichzeitig zieht es die jungen Männer wahnsinnig zu diesen so andersartigen Wesen hin. Wobei das überreichlich produzierte Testosteron sie nicht unbedingt an Liebe denken lässt, sondern an Sex! Sex! Sex! Sie fühlen sich unwiderstehlich angelockt – und gleichzeitig bedroht.

Dieses Dilemma lösen Männer häufig, indem sie Sex haben, aber ohne sich wirklich auf die Partnerin einzulassen. Die Abgrenzung findet im Dichtmachen statt, im Abschneiden von Gefühlen. Es ist cool, Frauen am besten ein wenig zu verachten und »es ihnen richtig zu besorgen«. Man will sich im Sex beweisen, versucht ein Spitzen-Lover zu sein, lässt aber die Frau innerlich nicht an sich heran. Heraus kommt ein mechanischer Akt, der Versuch, sich gleichzeitig abzugrenzen und zu verbinden, sozusagen Gaspedal und Bremse mit voller Kraft zu treten.

Sex ohne Gefühle ist ein mieser Kompromiss, ein Beharren auf einer reduzierten Männlichkeit, die sich nicht einlassen will. Die nicht wirklich souverän, sondern kalt und seelenlos ist. Wenn es dabei bleibt, ist es kein Wunder, dass der Sex in einer Beziehung einschläft. Frauen wollen eine Erotik mit Gefühlen – und Männer in ihrem Innern ja auch ...

Die ausgesperrten Emotionen sind nicht allein ein Männerthema, treten aber bei ihnen häufiger in Erscheinung. Auch Frauen können sehr abgrenzend sein – vor allem, wenn sie unverarbeitete psychische Leiden mit sich herumtragen. Wobei diese nicht immer aus der eigenen Geschichte herrühren müssen. Viele Frauen fühlen sich stark in Tragödien ihrer Geschlechtsgenossinnen ein, empfinden kollektive Schmerzen. Gewalt und vor allem sexuelle Gewalt gegen Frauen war und ist immer noch ein Grund, Männern gegenüber ablehnend zu sein. Die wenigsten Frauen gehen unbelastet in sexuelle Begegnungen. Ihr Spagat besteht darin, den Mann in ihrer Vagina willkommen zu heißen und gleichzeitig ihre nur halb bewusste Wut und ihre alten Narben nicht zu fühlen. Vergleichbar ist das mit einer Einladung, bei der man den Gast im Hausflur stehen lassen und dort bewirten muss, weil die Zimmer verschlossen und voller Gerümpel sind. Frauen leben oft nur ihre halbe Weiblichkeit, können sich nicht wirklich hingeben, weil sie – häufig verständlich – den Männern nicht vertrauen.

Beide Geschlechter können so eine Yang-betonte Sexualität bevorzugen – weil das Yin zu gefährlich erscheint oder zu schmerzhaft ist. Man benützt die Genitalien dazu, angenehme Gefühle zu erzeugen. Aber es bleibt unbefriedigend, denn die Seele hat in einer solchen Sexualität wenig Raum. Und eine Seelenverbindung wünschen wir uns alle, selbst die härtesten Männer und auch die sehr verletzten Frauen.

Wenn man das Gleichgewicht wiederherstellt, den Yin-Pol stärkt, öffnet sich das Tor zu wirklicher Befriedigung und tiefer Verbundenheit. Eine derartige Sexualität macht uns menschlicher.

Die Sehnsucht danach treibt uns schon um, wenn auch unser modernes Leben mit der Hypothek der Vergangenheit es uns nicht einfach macht. Die meisten Männer wollen sowieso keine harten, eiskalten Typen mehr sein. Sie wollen modern und kooperativ sein, gute Beziehungen leben, sich um ihre Kinder kümmern. Sie wollen den Frauen entgegenkommen, distanzieren sich von ihrer triebhaften Natur, versuchen sich als geduldige Liebhaber zu beweisen. So strengen sie sich an, ihre männliche Energie zu zügeln, zu leugnen, zu verdrängen. Was vielfach nur bedingt funktioniert. Nicht wenige »Saubermänner« werden am Ende doch wieder bei zügellosen Sexspielen ertappt. Und wenn es tatsächlich gelingt, den wilden Mann dauerhaft in den Keller zu sperren, fehlt etwas im Sex, nämlich die kraftvolle männliche Energie.

Und die Frauen? Lange genug sind sie unterdrückt worden, jetzt nehmen sie die Gleichberechtigung ernst, drängen überall nach vorne, erstürmen die Domänen der Männer – und eignen sich all ihre schlechten Angewohnheiten an. Täten sie es nicht, wären sie die ersten Verlierer, die nicht die Methoden der Sieger kopieren. Und in der Liebe wollen sie auch keineswegs mehr nur die Beine breit machen. Viele Frauen plagen sich mit ambivalenten Emotionen: Sie fühlen sich stark und sexy, wenn sie aktiv im Bett sind, zugleich verspüren sie eine tiefe Sehnsucht danach, sich hinzugeben, was in gefährlicher Nähe dazu liegt, passiv zu sein oder sich zu unterwerfen.

Und so sind wir auf der Suche danach, was heutzutage weiblich und was männlich ist und wie wir es leben wollen.

Ist das nicht eine inspirierende Vision: Frieden im Herzen und Ekstase im Bett? Damit sie wahr werden kann, gilt es als Erstes, Vertrauen zu lernen. Und es ist eine Yin-betonte Sexualität, die dies am ehesten ermöglicht. Wenn sich Männer (und Frauen) intensiver einlassen und Frauen (und Männer) ihre seelischen Schmerzen überwinden, versöhnen wir uns auf einer grundlegenden Ebene miteinander – und auf dieser dürfen Männer männlich sein und Frauen weiblich. Ein Mann, der mit seinen Gefühlen in Verbindung ist, kann sogar dominant sein. Aber er wird seinen Penis nicht als Waffe einsetzen, um die Frau zu beherrschen, sondern als einen Zauberstab, der beide glücklich macht. Und wenn eine Frau sich geehrt und beschützt fühlt, kann sie sich völlig hingeben, ohne sich zu verlieren. Sie wird den Mann einladen, ihn in ihrer Vagina aufnehmen und willkommen heißen. Wenn eine Frau geliebt wird, lässt sie sich mit Vergnügen stürmisch überrollen. Wenn sie sich gemeint fühlt, ist auch seine ungezügelte Männlichkeit eine reine Wonne für sie.

Dann fließt nämlich Energie, und jetzt richtig.

Aber seien Sie vorbereitet: Wenn Sie aus dem Leistungssex aussteigen, fallen die Masken. Nähe schafft Ehrlichkeit, und möglicherweise tauchen alte Kränkungen auf. Häufig steckt die wunde Weiblichkeit dahinter, die noch viel Heilung braucht. Natürlich ist es nicht angenehm, wenn individuelle – und kollektive – Schmerzen an die Oberfläche gelangen. Aber sehen Sie es als Chance: Dadurch, dass wir uns dem Leid stellen, können wir es überwinden und zu unserem ekstatischen Potenzial im Hier und Jetzt finden.

Männer müssen die Verletzungen und die unendliche Wut der Frauen akzeptieren, selbst wenn sie sich unschuldig fühlen, und sich ihrer Angst vor allem Weiblichen stellen. Sie können dadurch weich und hingebungsvoll sein und zugleich Männer bleiben.

Frauen müssen den Mut aufbringen, sich trotz ihrer Wunden und ihrem oft berechtigten Misstrauen hinzugeben, zu vertrauen und zu vergeben. Damit können sie ihre destruktive Wut zügeln und zu ihrer weiblichen Kraft finden.

Den Boden für Heilung bereitet ein »weiblicher« Umgang in der Partnerschaft. Das bedeutet:

- Hören Sie auf, alles ausdiskutieren zu wollen, und versuchen Sie, Gefühle gemeinsam anzuerkennen.
- Lassen Sie sich beim Handeln nicht von Schmerz und Zorn leiten, sondern von der Absicht, sich aufrichtig zu versöhnen.
- Taktieren Sie nicht, verzichten Sie darauf, recht haben zu wollen. Sagen Sie stattdessen von innen heraus Ja zu dem, was ist.

Diese innerliche Haltung bereitet die Basis dafür, sich auf die Yin-Sexualität einlassen zu können. Und damit gelangen Sie vom Orgasmus zur Ekstase, von der Penetration zur Vereinigung, vom Geschlechterkampf zur Liebe – und gehören zur Avantgarde einer neuen Beziehungskultur. Eine Sexualität mit Leib und Seele schafft Versöhnung in den Betten und eine wirklich neue Mann-Frau-Partnerschaft, die lustvoll, kraftvoll und friedlich ist.

Eine neue Sexualität

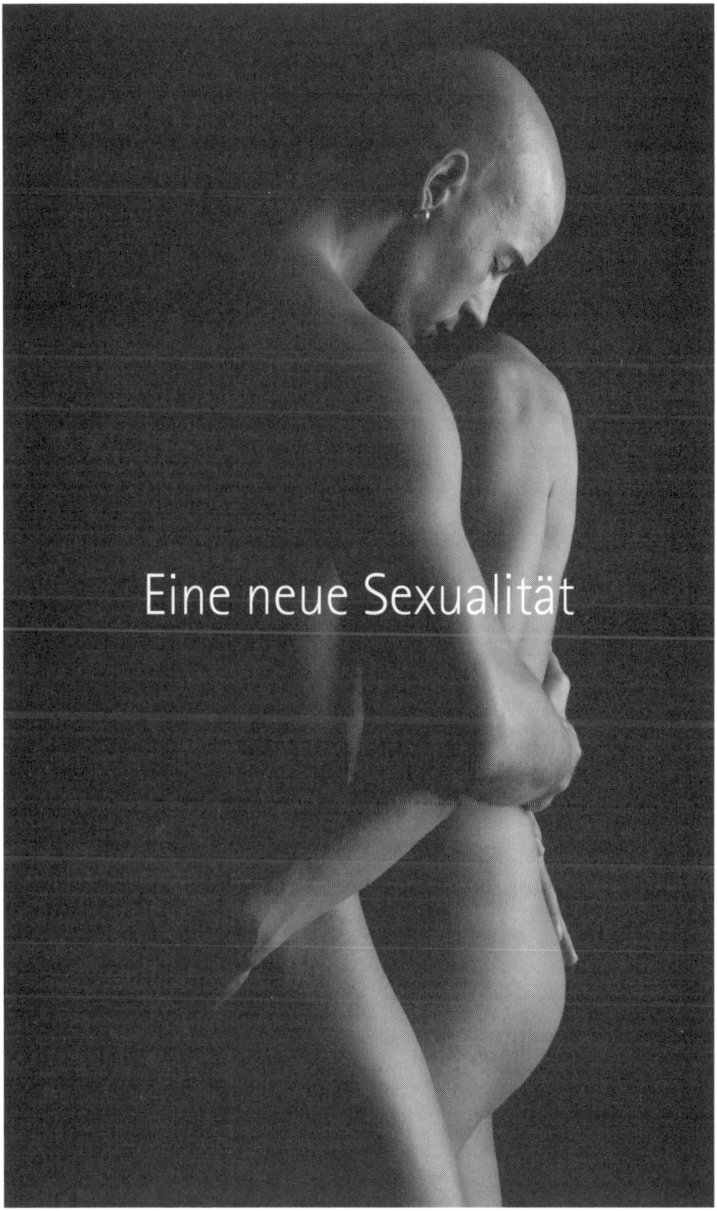

Energie fließt auch in der Entspannung

Yin-Sexualität ist ganz und gar nicht langweilig, selbst wenn man es auf den ersten Blick befürchten könnte. In ihr steckt ein Potenzial, das nahezu unbekannt ist, dabei ist es im Kern einfach und revolutionär: Sexuelle Energie fließt nämlich auch in der Entspannung. Diese Energie ist nicht heiß und geil, sondern eher strömend. Sie beschränkt sich nicht auf die Genitalien, sondern erfüllt den ganzen Körper. Entspannte Sexualität kann wohlig bis ekstatisch sein, auf alle Fälle aber befriedigend, wenn auch anders befriedigend als üblicher Sex.

Um Spannung zu erzeugen, benötigen Sie Reize. Um sexuelle Energie zu erwecken und zu lenken, bedarf es Können: Aufmerksamkeit, Körperpräsenz und ein wenig »Gewusst wie!«. Für Spannung müssen Sie auf die Jagd gehen, Energie fließt dagegen mit höherer Wahrscheinlichkeit im geschützten Raum einer vertrauensvollen Beziehung. In der Yang-Energie können Sie hundertmal die Partnerin wechseln, Sie kommen irgendwann immer wieder an den Punkt, wo Sie sagen: »Baby, du machst mich nicht mehr an.« Und danach geht es wieder von vorne los. Mit der Yin-Energie interessiert uns die Stimulation im Außen nicht mehr besonders, wir finden die Sexualkraft in uns selbst. Ist das gegeben, können wir mit Leib und Seele lieben anstatt mit Kopf und Schwanz.

Auf zur Ekstase

Sexuelle Energie, so wird allgemein angenommen, ist gleichbedeutend mit der Erregung, die im Becken aufwallt und anschließend danach drängt, über den Sexualakt gleich wieder entladen zu werden. Um die Yin-Sexualität zu verstehen und sie zu genießen, müssen wir diese Vorstellung erweitern.

Sexuelle Energie ist pure Vitalenergie, und wenn wir sie nicht einfach wieder abreagieren, sondern sie im Körper verteilen, manifestiert sie sich als Lebensfreude und Inspiration. Das ist eine der Kernaussagen im Tantra: Dort geht es darum, die Sexualenergie zu kultivieren und letztlich in Ekstase zu verwandeln – Sie können es auch Glück und Vitalität nennen.

Wenn es Männern gelingt, ihre Energie vom Becken nach oben in den Körper zu lenken, machen sie die Erfahrung, dass sich ihr Getriebensein in Lebenskraft und Charisma verwandelt. Frauen gewinnen eine weiblich-kraftvolle Ausstrahlung von innen heraus, die nicht auf ein Schwenken der Hüften und einen tiefen Ausschnitt angewiesen ist. Es ist eine Souveränität, die selbstbewusst und weich zugleich in Erscheinung tritt.

Neue Wege in der Sexualität zu beschreiten bedeutet, sie umfassender zu definieren als üblich: Sex besteht nicht mehr allein aus dem Dreiklang Vorspiel, Akt und Orgasmus, sondern Sex ist, wenn Energie fließt.

Es ist spannend, unser gängiges erotisches »Inventar« unter dem Blickwinkel der Yin-Sexualität zu betrachten. Zu sehen, wie sich der eine oder andere Knoten löst – und vielleicht ein paar heilige Kühe dran glauben müssen.

Vorspiel und andere Hürden

Zankapfel Vorprogramm

Was das Vorspiel betrifft, herrscht ein weit verbreiteter Konsens: Es ist dazu da, die Erregung zu steigern, bis die Penetration möglich ist, und es besteht vor allem aus Küssen, Streicheln und Stimulation der Genitalien, wobei dies besonders für Frauen gedacht ist, weil sie (viel) länger brauchen als Männer, bis ihre »Betriebstemperatur« erreicht ist.

Oft ist das Vorspiel der Zankapfel eines Paares: Die Frauen klagen, dass es zu kurz ist oder zu mechanisch. Die Männer jammern, dass sie es den Partnerinnen nie recht machen können – oder dass sie nicht bekommen, was sie sich wünschen:

»Ich kann so lange machen, wie ich will, es ist einfach nie genug.«

»Er spult immer das gleiche Repertoire ab. Alles ist nur noch Routine.«

»Sie ist so passiv. Sie versucht gar nicht erst mich anzumachen oder sich mal auf einen Blowjob einzulassen.«

Im Yang-Sex gehen wir davon aus, dass hohe Erregung das Ziel des Vorspiels ist. Viele Männer absolvieren das geforderte Programm, weil sie etwas damit erreichen wollen – vor Verlangen außer Rand und Band geratene Partnerinnen.

Diese hingegen sind häufig nicht ganz zufrieden mit der zielgerichteten Vorgehensweise ihrer Liebhaber, weil sie eher absichtslos genießen möchten. Sie sind gar nicht so erregt, wie sie sein sollten, und stöhnen angemessen, aber nicht wirklich ehrlich. So schleicht sich Trägheit ins Vorspiel, und dabei sollen wir doch heiß werden.

Wenn Sie in hohe Erregung geraten, so ist das eine feine Sache, es muss aber nicht unbedingt sein. Stellen Sie sich das Vorspiel lieber als ein Werben vor, mit dem wir uns zum Sex einladen. Wir spielen miteinander, um einen gemeinsamen inneren Raum zu erschaffen, in dem eine lustvolle Vereinigung möglich ist. So kommen wir miteinander an, werden füreinander bereit, schwingen uns ein. Wenn beide sich öffnen und ganz präsent spüren, was gerade ansteht, werden sie kein festgelegtes Programm abspulen.

Dann wird jedes ihrer Vorspiele ein gutes sein.

Das kann sehr kurz ausfallen, wie jeder weiß, der schon mal einen heißen Quickie genossen hat. Hier liegt es an der ungewöhnlichen, erotisch aufgeladenen Situation, die beide im Raketentempo von null auf hundert bringt.

Es gibt aber auch Paare, die das Vorspiel freiwillig ausfallen lassen. Wenn eine innige Verbundenheit gegeben ist, kann der gemeinsame innere Raum sehr schnell betreten werden, ohne dass irgendetwas fehlt.

Frauen können auf eine halbstündige Streichelorgie verzichten, wenn sie sich nur intensiv umworben und eingeladen fühlen. Doch wenn jene Berührungen nicht erfolgen, nach der Leib und Seele sich sehnen, und der Mann nur schlampig sein Programm absolviert, um endlich zum Zug zu kommen, ist das wie Weißbrotessen: Man kann nicht aufhören, wird aber nicht richtig satt davon.

Versuchen Sie nicht, den Partner partout erregen zu wollen. Laden Sie die Yin-Energie ein, vergessen Sie Ziel und Zeit. Gelingt dies, sind die Berührungen achtsam, die Küsse seelenvoll und die oralen Lustbarkeiten eine Wonne. Es werden Ihnen spontan immer neue Spielereien einfallen, die Ihnen beiden Freude machen. Und es wird völlig unwichtig werden, wie lange es dauert.

Erotische Fantasien machen süchtig

Es gibt nichts, was so unmittelbar anmacht wie erotische Fantasien. Das, was uns erregt, ist Teil unserer sexuellen Prägung, und diese ändert sich im Laufe des Lebens nicht.

Inhalte dieser Kopffilme können ganz normale Praktiken sein mit einem zusätzlichen Kick, zum Beispiel Sex mit Unbekannten, mit mehreren Männern beziehungsweise Frauen, mit dem Chef oder Celebrities. Aber sie reichen oft weiter. Was soll man davon halten, wenn man Lust dabei empfindet, vergewaltigt oder erniedrigt zu werden?

Schuldgefühle sind jedenfalls nicht angebracht. Keine Frau, die Ähnliches lustvoll fantasiert, will in der wirklichen Welt vergewaltigt werden. Betrachten Sie die Bilder in Ihrem Kopf als das Ergebnis eines kreativen Recyclings – unser Gehirn versucht Erfahrungen von Gewalt und Ausgeliefertsein – ganz gleich, ob kollektiv oder als eigenes Schicksal erlebt – zu bewältigen, indem es die Inhalte in einen Bereich verlagert, wo es damit spielen kann. Wenn wir fantasieren, haben wir die vollkommene Kontrolle darüber, in welcher Weise die Geschichte abläuft. Was man von einer realen Vergewaltigung nicht behaupten kann.

Erotische Vorstellungen auszuleben, sie zu inszenieren, ist noch schärfer, als sie nur zu imaginieren – wobei die jeweilige sexuelle Ausrichtung der Partner passen muss. Wenn sich einer gern fesseln lässt, muss der andere auch gern Fesseln anlegen. Das Ausagieren von Fantasien wird häufig als stärkste oder gar ideale Ausdrucksform der Sexualität gesehen, da es besonders stark stimuliert. Doch der Partner wird dabei instrumentalisiert und nicht als er selbst wahrgenommen. Vergleichbar ist das mit einer parallelen Realität – in dem Film *9½ Wochen* findet man das wunderbar in Szene gesetzt: Die Protagonistin (Kim Basinger) lebt zunehmend in zwei völlig unterschiedlichen Wirklichkeiten, und die Rückkehr zu »normalem« Sex wird ihr vermutlich schwerfallen nach der bizarren Intensität der sinnlichen Spiele, zu denen sie sich (gern) verführen lässt.

Erotische Fantasien sind Yang-Sexualität in reinster Form, die wirkliche Begegnung hat darin keinen Platz. Wenn man diese Bilder inszeniert, erlebt man eher eine Komplizenschaft mit dem Spielpartner als wirkliche Verbundenheit.

Genießen Sie das, was Sie heimlich erregt, in Maßen und ohne abwehrende Gefühle, aber füttern Sie es nicht auch noch zusätzlich. Wenn Sie in der Yin-Sexualität die Herzensverbindung mit Ihrem Partner suchen, brauchen Sie dazu Ihren Körper, Ihre Energie, Ihre Aufmerksamkeit und Ihre Sinne – und kein Kino.

Er muss stehen

Die Erektion des Mannes wird in unserer Kultur in erster Linie mit Leistung in Verbindung gebracht und nicht so sehr mit Lust. Der Phallus steht für das pure Yang-Prinzip und glorifiziert es auf groteske Weise. Viele Männer tanzen um das Ding, das aus ihrer Mitte herausragt, herum wie um einen Götzen. Es ist Wahrzeichen, Stolz und Angstgegner gleichzeitig. Ein Mann definiert sein Selbstwertgefühl nicht selten über seine Erektionsfähigkeit. Wer nicht potent ist, ist kein Mann. Der Leistungsdruck ist enorm, und insbesondere die Pornografie heizt völlig übertriebene erotische Idealvorstellungen an, die diesen Druck noch steigern.

Dabei zählt das männliche Genital selbst nicht viel, nur im erigierten Zustand ist es von Bedeutung. Woher kommt aber diese Penisverliebtheit, die an Wahn grenzt? Warum wird dieses Körperteil so überbewertet?

Die Antwort ist einfach: Es stellt eine Schlüsselrolle in der Abgrenzung zum Weiblichen dar. Der Mann kann sich damit eindeutig als Mann definieren. Deshalb sind die Anforderungen an seinen Zauberstab auch so hoch. Groß soll er natürlich sein, die Erektion muss stehen wie eine Mittelstreckenrakete, und auch der Abschuss soll selbstverständlich unter Kontrolle verlaufen. Der Wunsch nach einem eisenharten Riesenpenis entspringt dem Bedürfnis, eine Waffe zu haben. Und wenn er beim Sex nur hämmern will wie eine Maschine, offenbart sich die Furcht vollends: Da soll keine Verbindung zur Frau entstehen, das ist ein Wegstoßen.

Überhaupt ist der Stress groß für einen Penis. Er muss funktionieren, und er muss ertragen, als Bösewicht angesehen zu werden. Täglich wird er mit Reizen bombardiert und meist auch ziemlich hart angefasst. Kein Wunder, dass er manchmal kapituliert. Oder so übererregt ist, dass er schon vor dem Start das Ziel erreicht. Wenn ein Mann ständig Halbmast flaggt oder viel zu schnell kommt, wäre ihm eine körperliche Ursache dafür am liebsten. Psychische Gründe empfinden die meisten als ein noch schlimmeres Versagen. Psyche ist Schwäche!

Die männliche Lust gebärdet sich als pures Yang, lässt nicht den schmalsten Spalt dafür, schüchtern sein zu dürfen, auch mal unsicher, nicht immer topfit, sondern auch mal erschöpft. War die Leistung nur mittelprächtig, steigt sofort der Anspruch fürs nächste Mal, und so schaukelt sich das Problem hoch. Aber einen schwachen Schüler zu prügeln hat selten einen Klassenprimus aus ihm gemacht.

Dabei ist die Erektionsfähigkeit kein Garant für ein erfülltes Sexualleben. Ohne Zärtlichkeit fehlt etwas, nicht nur den Frauen, die sich nicht selten von dem Getue um die Aufrichtungen terrorisiert fühlen – entweder weil sie zu oft stattfinden, weil sie sie bewundern müssen oder weil sie ausbleiben.

Ein Penis, der zur Unzeit weich wird, drückt vielleicht aus, dass der Mann auch gern weich werden würde, seine Gefühle zulassen, seine Überforderung eingestehen möchte, seinen Wunsch nach tiefer Entspannung. All das, was hinter einer Fassade aus Leistungsfähigkeit und Perfektion versteckt wird.

Darum, Männer, entkrampft euch bitte. Vielleicht bricht die Welt gar nicht zusammen, wenn die Rakete nicht abgeht. Yin-Energie bedeutet, es nicht unbedingt zu wollen, Reize zu reduzieren und auch den damit verbundenen Anspruch. Die später folgenden Anregungen und Übungen im Kapitel »Mehr Energie in der Sexualität« (s. S. 233) sind nicht als bloße Techniken zu verstehen, sondern als Einladungen, um sich zu öffnen und Vertrauen zu fassen. Das ist wahre Stärke:

»Er war sechzig, ich war zwanzig, seine Erektion ziemlich unzuverlässig. Sie kam eher geschlichen als gerannt. Aber mir imponierte wahnsinnig, dass er nicht das geringste Problem damit hatte, mir nichts beweisen musste. Er war ein unglaublich souveräner Liebhaber, die Zeit mit ihm werde ich nie vergessen.«

Orgas-Muss?

Zum Ozean werden – weibliches Lustempfinden

Ein gar nicht so geringer Prozentsatz von Frauen hat nie einen Orgasmus erlebt (fünf bis fünfundzwanzig Prozent selten oder nie). Viele schaffen es, bei der Selbstliebe problemlos einen Höhepunkt zu bekommen, beim Partnersex aber nicht. Anderen gelingt ein solcher nur in einer einzigen, ganz bestimmten Stellung. Und die Frauen, die in jeder Lage sehr leicht und mehrfach ekstatische Wonnen erleben können, sind relativ überschaubar. Hemmungen mögen ein Grund für schwache sinnliche Reaktionen sein, doch es gibt genügend Beispiele, dass auch schüchterne Frauen wie die Feuerwehr kommen und sexuell sehr offene schwer dafür arbeiten müssen. Experimentieren Sie ausgiebig mit Ihrem Orgasmus; jede Frau sollte ihr persönliches Maximum erreichen können. Wenn es psychische Gründe sind, die Ihr Vergnügen behindern, Sie Schwierigkeiten haben, sich gehen zu lassen, die Routine im Bett oder die erotischen Qualitäten Ihres Gefährten der Engpass sind, dann heben Sie Ihr verstecktes Potenzial. Tun Sie alles, um lustvoll und frei mit Ihrer Sexualität umzugehen, Selbstliebe ist wichtig, erforschen Sie den Beckenboden, G-Punkt, bestimmte Techniken und Stellungen.

Und anschließend lassen Sie los. Natürlich will man bei einer Bergwanderung am liebsten das Gipfelkreuz erreichen, aber wenn man grade für den Dreitausender nicht in Form ist, kann man trotzdem eine traumhaft schöne Tour genießen, die Sonne, den Wald, die Natur, den eigenen Körper in Bewegung, das Atmen, frische Luft ... Wer eine Bergpartie nur macht, um ganz oben zu stehen, hat das Leben nicht begriffen. Nicht jede Frau kann, will, muss mehrfach und immer. Einen »richtigen« Orgasmus beschreiben Frauen oft wie eine Welle, die sich am höchsten Punkt überschlägt. Dabei kann man sich den klitoralen Orgasmus wie eine steile Welle vorstellen, der vaginale fühlt sich im Vergleich dazu wie eine weniger hohe, letztlich aber mächtigere Welle an, die sich ebenfalls am höchsten Punkt der Erregung bricht. Der G-Punkt – ein erogenes Drüsengewebe an der Vorderwand der Vagina – trägt maßgeblich dazu bei. Viele Frauen erleben eine Mischform aus diesen beiden Orgasmen. Gemeinsam ist, dass es dabei zu unwillkürlichen Kontraktionen des Beckenbodens kommt, einem lustvollen Pulsieren und einer Art Reset im Hirn. Für Sekunden verliert man die Kontrolle. Traumhaft.

Und was ist, wenn die Welle sich nicht überschlägt?

Dann werden Sie einfach zum Ozean.

Nahezu unbekannt ist der Muttermundorgasmus, der so breit und tief ist, dass er nicht als Orgasmus wahrgenommen wird. Er ist wie eine flach bleibende, aber dennoch machtvolle Woge an erotischem Wohlbefinden, ein Öffnen, ein Weit-Werden, eine breite orgasmische Energie. Dabei entstehen keine Kontraktionen, sondern man erfährt eher ein Strömen. Es ist eine subtile Wahrnehmung von sich ausbreitender Energie, verbunden mit tiefen Liebesgefühlen. Bei Frauen, die keinen Orgasmus erreichen und Sex trotzdem sehr genießen, sind vermutlich diese sanften und lang nachwirkenden ekstatischen Vibrationen der Grund dafür.

Ausgelöst wird diese wunderschöne Empfindung durch den Kontakt von Penis und Muttermund, der eine spezielle Energie fließen lässt. Das findet wohl auch bei starken Stößen statt, aber wenn diese Begegnung ruhig und vertrauensvoll geschieht, bekommt es eine besonders feine und intensive Qualität. Paare, die sich in ihre Erregung hineinentspannen, die nichts erreichen wollen als sich gegenseitig vor allem zu genießen, laden diese Form von Erleben ein.

Gründen Sie sich deshalb tief in der Gegenwart, im Spüren. So werden Sie alle Variationen an wonnigen Empfindungen genießen und wertschätzen können.

Gemeinsam einsam beim Orgasmus?

Das ist eine Frage, die selten gestellt wird: Muss ein Höhepunkt überhaupt sein? Eigentlich macht er doch häufig genug Probleme. Wenn es gar nicht klappt, muss man mit der Frustration umgehen. Wenn es schwierig ist, ihn zu erreichen, dreht sich beim Liebemachen oft alles nur um den Gipfelsturm und gar nichts um die Sinnlichkeit. Und wird er bei beiden leicht erreicht, wird er erstaunlich schnell nebensächlich.

Die Bedeutung des Orgasmus wird überhöht – was auch verständlich ist. Dieses Gefühl, dieses Überflutetwerden, dieser Rausch, für ein paar Augenblicke nichts zu denken und danach in eine Entspannung zu sinken, die einzigartig und köstlich ist, das ist einfach umwerfend. Selbstverständlich sind wir wild auf dieses Erleben. Für Männer ist Sex ohne Orgasmus kein Sex. Und Frauen fühlen sich als Liebhaberinnen zweiter Klasse, wenn sie nicht zur »Big-O«-Spitzengruppe gehören und zuverlässig und am besten mehrfach kommen können.

Das Streben nach dem Höhepunkt hat jedoch einen großen Haken für die Lust: Es führt in einen Tunnel. Männer können ihn schon in dem Moment betreten, wenn sie eine

Frau auf einen Kaffee einladen. Frauen spätestens dann, sobald sie anfangen, auf ihren Orgasmus hinzuarbeiten. Dieser Sog ist fast unwiderstehlich. »Der Saft muss raus, koste es, was es wolle« – das jedenfalls meinen die meisten Männer.

Das unbedingte Streben danach macht uns im Orgasmus einsam, deshalb wird der gemeinsame Höhepunkt auch so ersehnt. Doch letztlich sind wir bei diesem speziellen Erlebnis nur gemeinsam einsam, wirkliche seelische Verbindung entsteht anders.

Für eine Sexualität mit Leib und Seele müssen Sie lernen zu verweilen, und das bedeutet, den Orgasmus erst einmal zu vergessen. Es darf einer kommen, aber wenn Sie von Anfang an nichts anderes im Kopf haben, nur ihn, können Sie sich nicht in der Gegenwart ausdehnen, in Ihren Empfindungen. Erst wenn Sie den Orgasmus weit nach hinten schieben, schaffen Sie Platz für das Yin.

Die Wahlfreiheit des Mannes am Gipfel

Kein Ziel zu haben, das klingt für Männer meist nicht sehr verführerisch. Sie wissen lieber, wohin sie wollen, und beim Sex arbeiten sie gern daran, wie oft sie hintereinander können. Begierig hören sie Geschichten über Multiorgasmen, denn das klingt nach einer ordentlichen Leistung.

Bitte vergessen Sie den multiplen Multisuperturboorgasmus. Eine echte Leistung ist es, wenn Sie in Ihrem Penis präsent sind, die Vagina spüren, in der Sie sich gerade aufhalten, vielleicht sogar mit gelassenen, langsamen Bewegungen. Machen Sie Liebe, veranstalten Sie keine Leistungsshow. Vielleicht lassen Sie den Orgasmus auch mal ganz, einfach aus dem Grund, weil es so schön ist:

»Es war spätnachts, und wir hatten einen traumhaften Tag an einem See verbracht. Beim Sex stimmte alles zwischen uns; er war total aufmerksam, und ich hatte zwei, drei Höhepunkte. Er ging so mit mir mit, dass wir ein paar Minuten einfach nur glücklich dalagen, er noch in mir. Doch dann rappelte er sich plötzlich wieder hoch – und begann zu ›arbeiten‹. Es fühlte sich irgendwie nicht richtig an, und ich fragte ihn: ›Du, willst du jetzt wirklich noch?‹ Da brach er fast erleichtert auf mir zusammen. Fast im selben Moment sind wir eingeschlafen. Und am nächsten Morgen haben wir gleich als Erstes eine kleine Nummer geschoben.«

Es einfach mal zu lassen hat mehrere Vorteile. Die Energie bleibt erhalten. Zu viele Orgasmen, die beim Mann in den allermeisten Fällen mit einer Ejakulation verbunden sind, erschöpfen. Gut möglich, dass Männer, die keine Lust auf Sex haben, nur instinktiv ihre Ressourcen schonen. Dazu müssten sie allerdings nicht auf Sex verzichten, sondern nur auf die Ejakulation. Das kann eine interessante Spannung aufbauen:

»Die Woche über kommt mein Mann immer total erledigt nach Hause. Da lief früher gar nichts, und am Wochenende meist auch nichts. Bis wir den aufgestauten Frust abgebaut hatten, war es Sonntagabend, und er dachte schon wieder an die nächste Arbeitswoche. Jetzt haben wir vereinbart, dass ich ihn unter der Woche überfallen, meine Zärtlichkeitsgefühle an ihm austoben darf, wobei er aber nichts leisten muss. Meistens schaffe ich es, dass wir uns vereinigen und ein wenig miteinander bewegen. Aber es herrscht Orgasmusverbot. Er darf nicht. Und manchmal möchte er dann doch schon fast. Wenn das ein-, zweimal unter der Woche so läuft, ist er am Wochenende richtig heiß, und wir haben eine schöne erotische Zeit miteinander.«

Männer mit Überdruck sehen in solchen Abmachungen natürlich keinerlei Sinn, sie brauchen die Ejakulation als Ventil, um allgemeine Spannungen abzureagieren. Aber doch bitte nicht in der Vagina! Lieber Laufschuhe an und ab in den Wald. Und gute Selbstliebe praktizieren, also sich nicht schnell Erleichterung verschaffen, sondern den ganzen Körper einbeziehen. Der Grund für den ungesund hohen Druck ist ja, dass alle Energie in den Penis fließt und keine in den Körper, als würde die Lust gleichsam in einem betonierten Kanalbett dahinrauschen. Wäre es nicht viel schöner, wenn sie mäandernd durch die Landschaft zöge?

Gerade Männer mit Überdruck sollten lernen, zu verweilen, Energie zu verteilen und weit zu werden – wozu übrigens auch so »grauenhaft öde« Dinge wie Yoga oder Tai-Chi gut sind. Durch diese Techniken lädt sich der ganze Körper mit vitaler Energie auf, und der zwanghafte Wunsch, unbedingt Sex und natürlich eine Ejakulation haben zu müssen, wird schwächer. Tun Sie es lieber weniger oft, und streben Sie stattdessen intensivere Orgasmen an. Dann ist es irgendwann kein Verzichten mehr, wenn Sie nicht zum Abschluss drängen, sondern ein Abwägen: Welches Erleben ist mir jetzt wichtiger, ein rascher, heißer Höhepunkt und danach ein flottes Abschlaffen? Oder eine Woge an Energie, die lange verweilt und ein vibrierendes, inniges Nachglühen miteinander ermöglicht?

Willkommen in der Liebesschule

Das Wort »Schule« weckt selten angenehme Assoziationen, und in Bezug auf Erotik hätte man es am liebsten, nichts lernen zu müssen, weil man alles bereits beherrscht – eine romantische Vorstellung. Doch man setzt sich auch nicht einfach in ein Auto und braust mit wehendem Haar in den Sonnenuntergang, sondern nimmt erst Fahrstunden, um so ein Gefährt bedienen und sich mit den anderen Verkehrsteilnehmern arrangieren zu können. Auch in einer Liebesschule gäbe es vieles zu lernen, vorzugsweise, bevor man den ersten Sex hat: Was Sie ab Seite 103 unter den »Liebes- und Leibesübungen« finden, wäre Teil des Lehrplans.

Ganz zu Anfang stehen natürlich Beckenbodenübungen. Damit stärken Sie Ihre Körperbasis, was für Frauen und Männer gleichermaßen wichtig ist. Zusätzlich erfahren Sie, wie Sie Ihr Becken und die speziellen Muskeln darin erotisch zum Einsatz bringen können.

Danach dreht sich alles um Selbstliebe – für den Sex und fürs Herz. Im Anschluss daran finden Sie zahlreiche Anregungen für eine gemeinsame Sprache der Liebe, denn sich über Intimes austauschen zu können ist befreiend und verbindend. Ein Zauberschlüssel, der alles Erleben bunter und intensiver macht, ist, ganz und gar im Hier und Jetzt zu sein. Und zu guter Letzt werden Sie noch in eine andere Art des Liebemachens eingeführt.

Beim erotischen »Nachhilfeunterricht«, der vermutlich den meisten von uns etwas bringt, weil keiner eine Liebesschule besuchen konnte, hätten viele gern einfache Tipps und Stellungen, möglichst mit exakten Anleitungen.

Aber genau vorgegebene Lösungen haben einen gravierenden Nachteil: Wenn Sie die befolgen, achten Sie hauptsächlich darauf, alles richtig zu machen, und weniger darauf, wie Sie und Ihr Partner sich dabei fühlen. Für eine gute Übersetzung genügt es nicht, nur gelernte Vokabeln aneinanderzureihen, Sie müssen Sprachgefühl mit einfließen lassen. Daher möchte ich Sie dazu ermuntern, ein entsprechendes »Sexgefühl« zu entwickeln. Das Richtige zur richtigen Zeit zu tun ist wichtiger, als exakte Stellungen auszuführen. Wenn Sie Ihre Wahrnehmung intensivieren, werden Sie nur Dinge tun, die in Einklang mit Ihrer Seele sind.

Deshalb sind die Anleitungen, die Sie im folgenden zweiten Teil finden, bewusst offen gestaltet. Erlauben Sie sich, in Kontakt mit sich selbst zu kommen und offen, experimentierfreudig und feinfühlig an alles heranzugehen. Dann finden Sie von selbst heraus, was Sie für Ihre ganz persönliche Ekstase brauchen. Was Sie von innen heraus entwickeln, ist für Sie richtig und hat am meisten Kraft.

Genießen Sie das Lernen in der Liebesschule!

Zweiter Teil

Liebes- und Leibesübungen

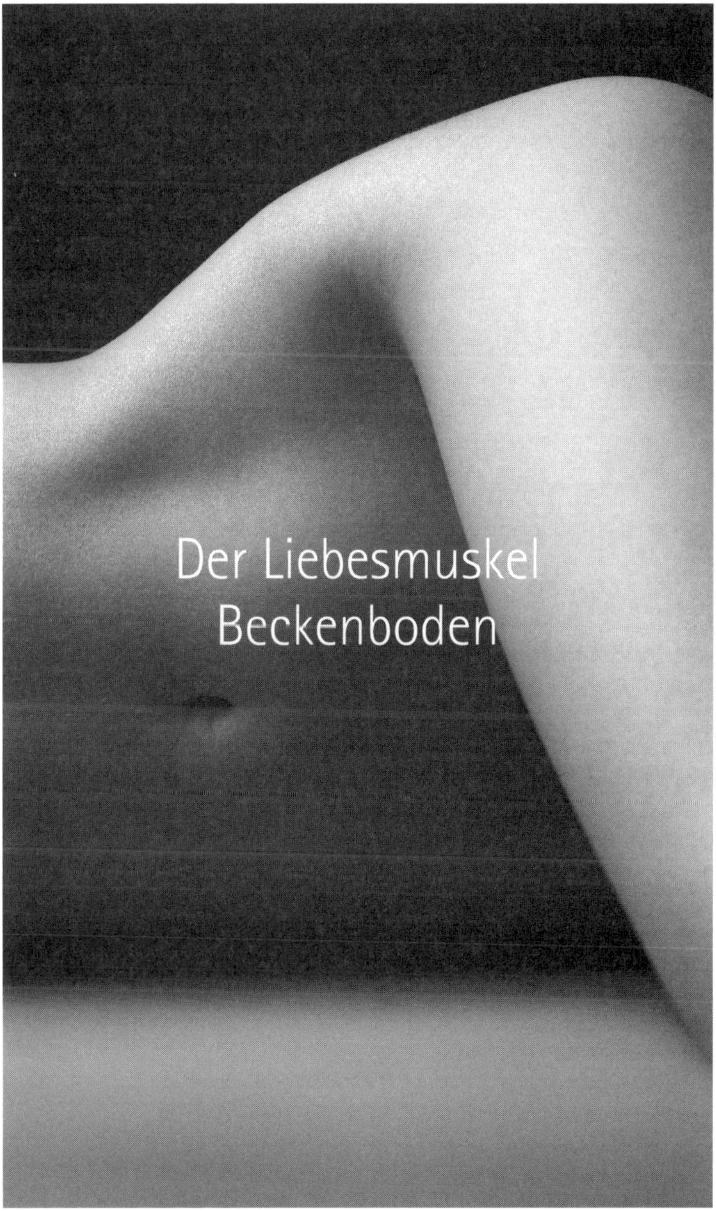
Der Liebesmuskel
Beckenboden

Wer sich geschmeidig bewegen und die richtigen Muskeln im Becken einsetzen kann, macht seinen Körper auf natürliche Weise fit für richtig guten Sex. Das ist viel wichtiger, als ihn etwa zu dekorieren. Selbst Männer, die eigentlich auf Dessous stehen, finden schnell Gefallen daran, wenn eine Frau sie stattdessen mit einem trainierten Liebesmuskel beglückt. Schließlich ist fürs Fahrvergnügen ein guter Motor auch wichtiger als blank polierter Lack.

Aktivieren Sie Ihr gesamtes körperliches Potenzial. Wenn Sie Ihre Energie im Becken wachrufen und zum Einsatz bringen, können Sie entspannter und souveräner lieben. Und das Training dieser meist vernachlässigten Muskulatur ist nur der erste Schritt auf einem Weg, der noch einige erotische Raffinessen für Sie bereithält.

Den Körper stärker ins Spiel bringen

Vielleicht haben Sie schon öfter davon gehört, dass man mit einem starken Beckenboden mehr Spaß am Sex hat. Vielleicht erfuhren Sie auch noch, dass man dafür Muskeln im unteren Körperbereich anspannen soll und das am besten mehrmals am Tag. Wahrscheinlich konnten Sie sich nichts Genaues darunter vorstellen, und nach spannendem Sex klang das auch nicht gerade. Vielleicht fragten Sie sich noch, ob man dieses Anspannen vor oder beim Sex machen soll. Und wieso der dadurch besser wird.

Anfang der Fünfzigerjahre begann der amerikanische Urologe Dr. Arnold Kegel seinen Patientinnen Beckenbodenübungen gegen Inkontinenz zu empfehlen. Und er hörte genauer hin, was diese ihm sonst noch berichteten oder auch nur andeuteten, wenn sie seinen Rat befolgten: »Mein Mann und ich hätten uns gewünscht, diese Übungen schon vor dreißig Jahren kennengelernt zu haben ...« Diese Dame bezog sich nicht allein auf das gebesserte »Tröpfelproblem«, sondern auf ihr eheliches Liebesleben.

Zufallsbefunde in der Urologie zeigten oft, dass sie positive Auswirkungen auf die Sexualität hatten, was aber kaum systematisch erforscht wurde. Wen sollte es auch interessieren? Schließlich ist der Beckenboden nicht mit einem Medikament zu vergleichen, das man verkaufen kann. Jeder hat ja schon einen. Dabei können sich die Ergebnisse nach einem solchen Training durchaus sehen lassen: Eine Studie der University West-England in Bristol an inkontinenten Männern zeigte: Nach einem Beckenbodentraining verbesserte sich nicht nur das Halten des Harns, sondern auch die Potenz – und zwar prozentual gemessen ähnlich wirkungsvoll wie bei der Einnahme von Viagra. Bei etwa 70 Prozent der Männer verschwand die Impotenz völlig oder zumindest teilweise.

Die spezielle Muskulatur des Beckenbodens ist zugegebenermaßen nicht besonders sexy. Man bringt sie meist mit den Ausscheidungsfunktionen in Verbindung, mit unangenehmen Begleiterscheinungen einer Geburt oder wenn es Ärger mit der Prostata gibt. Dabei kann übersehen werden, wie wichtig sie für unsere Sexualität ist und dazu noch auf vielfältige Weise.

Man braucht nichts vom Beckenboden zu wissen, um einen Orgasmus zu haben. Dabei verfällt die Muskulatur ganz von selbst in ekstatische Zuckungen – das ist das, was sich so irre gut anfühlt. Manche Menschen können allein mithilfe von erotischen Fantasien zum Höhepunkt kommen, ohne den Körper oder das Becken nennenswert zu bewegen. Das ist so, als würden Sie wie in einem orientalischen Märchen auf weichen Kissen liegen, mit etwas Berauschendem in der Wasserpfeife – sehr lustvoll. Vielleicht würden Sie aber lieber auf einem feurigen Araberhengst durch die Wüste galoppieren? Wenn Sie dem Kopfkino nicht komplett das Feld überlassen wollen, sollten Sie, statt tiefer in die Kissen zu sinken, lieber Ihr Pferd pflegen – seit jeher ein Symbol für Vitalenergie. Bringen Sie Ihren Körper richtig auf Trab, damit er auch in den Galopp verfallen kann.

Den Antrieb dazu erhalten Sie durch unser eigenes Körperkraftwerk, den unsichtbaren Beckenboden. Wer sich den Zugang dazu einmal erobert hat, kann über das »Schmuddelimage« dieser Muskulatur nur noch milde lächeln.

Sie bringen einfach Ihren ganzen Körper stärker ins Spiel, wenn Sie den Beckenboden intensiv in der Liebe einsetzen. Sie sind nicht mehr so stark auf die Erregung angewiesen, die über Fantasien erfolgt. Ihre Lust wird geerdeter, sinnlicher.

Drei Muskelschichten für besseren Sex

Das Becken ist der Sitz der Lebensenergie – östliche Übungswege, in denen von Basis-Chakra, Hara, Dantian oder Mula Bandha die Rede ist, zeugen davon. Mit einfachen Beckenbodenübungen können Sie die vitale Energie in Ihrer Körperbasis aufwecken. Dazu brauchen Sie weder einen Partner noch Sex: »Nach einem Beckenbodenkurs machte ich eine unglaubliche Erfahrung. Ich saß da, während einer Zen-Meditation, und plötzlich begann es in meiner Wirbelsäule zu strömen. Ich fühlte mich stark und von innen her aufgerichtet, das war intensiv und wunderbar.«

Wenn Sie Ihre Vitalenergie stärken, lässt es sich kaum vermeiden, besseren Sex mit dem Partner zu haben. Und zusätzlich können Sie Ihre speziellen Muskeln auch noch aktiv spielen lassen. Damit Sie sich Ihre Körperbasis besser vorstellen und erobern können, sind ein paar pragmatische Informationen ganz nützlich: Wie ist der Beckenboden aufgebaut, und welche Funktionen hat er?

Es sind drei Muskelschichten, die in unterschiedlicher Weise am Sex beteiligt sind. Die unterste Schicht besteht aus den Schließmuskeln von Blase und Darm. Der vordere Anteil davon (*Musculus bulbospongiosus* und *Musculus ischiocavernosus*) schwillt bei Erregung kräftig an. Bei der Frau verengt er den Scheideneingang und macht diesen Bereich empfindlicher. Insbesondere die Klitoris wird empfänglicher für Stimulation. Beim Mann arbeitet diese Muskulatur an der Erektion mit – was sich durch willkürliche Kontraktionen direkt beeinflussen lässt. Erkennen können Sie es daran, dass der erigierte Penis ein wenig »hüpft«, wenn Sie diesen Muskel anspannen. Das bedeutet: Mit einem aktiven Beckenboden können Sie auf den Zustand Ihres Penis Einfluss nehmen.

Die Schließmuskeln werden meist gut wahrgenommen, da wir sie bei jedem Gang auf die Toilette einsetzen. Dagegen ist die mittlere Schicht (*Diaphragma urogenitale*) schwerer zugänglich. Bei Frauen ist sie nicht selten zu schwach, bei jungen Männern meist chronisch verspannt. Und bei älteren Menschen beiderlei Geschlechts lässt die Kraft dieser Schicht deutlich nach. Sie ist bedeutsam für die Kontinenz und formt beim Mann eine solide Platte aus Muskeln und Bindegewebe, während sie bei der Frau von der Vagina durchbrochen wird. Das bedeutet, dass bei jeder Geburt diese Schicht stark strapaziert wird. Aber auch, dass genau sie eine aktive Rolle in der Liebe spielen kann, weil Frauen bei der Vereinigung den Penis ihres Gefährten damit umfassen und drücken können. Mir ist nicht bekannt, dass sich jemals ein Mann darüber beschwert hat. »Ahhs« und »Ohhs« sind garantiert, wenn Sie die damit verbundenen Muskeln kräftig spielen lassen. Und für Frauen, die nach einer Geburt eine weite Vagina haben (Lost-Penis-Syndrom), ist dieses Können für den gemeinsamen Sex ein wahrer Segen.

Männer haben selten spürbare Probleme mit dieser Muskelschicht, aber wenn sie sie aus ihrer Dauerverspannung befreien, wird der Orgasmus intensiver. Außerdem pulsiert die Prostata kräftiger, was hilft, dieses Organ gesund zu erhalten.

Die innerste und damit dritte Schicht (*Diaphragma pelvis*) befindet sich tief im Becken und spielt bei der Frau eine wichtige Rolle, um die dort vorhandenen Organe zu stützen. Als Muskelkontraktion ist diese verborgene Schicht nicht unmittelbar zu spüren, aber das muss man zum Glück auch nicht, um sie zu trainieren: Man aktiviert sie mit Beckenbewegungen – und das macht uns zugleich zu geschmeidigen und beweglichen Liebhaberinnen und Liebhabern.

Bei Männern werden steife Stöße zu dynamischen Wellen, wenn sie lernen, ihren Unterkörper sinnlich einzusetzen. Und bei Frauen wandelt sich das ekstatische Herumzappeln zum kreativen Spiel – ein bewegliches Becken will kreisen und umschlingen, rollen und einsaugen, mit kräftigen und zärtlichen Kontraktionen zur Lust beitragen. Ein aktiver Beckenboden macht das Liebesspiel körperlich eindringlicher und lebendiger, ohne übertriebene Akrobatik.

Entdeckung der geheimen Kraft im Becken

Wieder heil und stark werden

Mit einem Beckenbodentraining kräftigen Sie nicht nur Ihre Muskulatur, sondern verbessern auch die Wahrnehmung Ihres Unterleibs. Der ist vielen genauso unbekannt wie die Rückseite des Mondes. Von Frauen höre ich immer wieder: »Ich spüre mein Becken gar nicht richtig.« Oder: »Es ist wie ein blinder Fleck in meinem Körperbewusstsein.« Männer haben meist nicht den geringsten Zugang zu dem, was hinter ihren Genitalien liegt.

Der Unterleib ist ein Körperteil, der vielfach traumatisiert ist, behaftet mit Scham, Verboten, Tabus und zwiespältigen Gefühlen. Und oftmals beschließt das Gehirn, alle Empfindungen im Becken zu dämpfen. Damit beschneidet man sich aber auch im erotischen Fließen, Genießen und Wohlfühlen.

Die Beschäftigung mit dem Beckenboden ist eine einfache und relativ unverfängliche Annäherung an den unteren Körperbereich, dort, wo Himmel und Hölle Tür an Tür zu finden sind. Für Frauen, die nur »normale« Verletzungen erfahren haben – verklemmte Erziehung, schmerzhafte Periode, unbeholfener Sex –, ist das Kennenlernen ihres Beckenbodens ein interessanter Weg in ein kaum bekanntes Land.

Frauen, die sexuellen Missbrauch erlitten haben oder durch Abtreibungen, unerfüllten Kinderwunsch oder starke Unterleibsbeschwerden traumatisiert sind, können mit dem Beckenbodentraining positive Erfahrungen machen, ohne gleich das ganze Fass an Verdrängung, Wut und Tränen zu öffnen. Und das ist oft der erste Schritt zum Aufarbeiten und Annehmen.

Und um wieder heil und stark zu werden.

Die unwiderstehliche Atmung

Für die optimale Entfaltung von Kraft ist die richtige Atemkoordination von großer Bedeutung. Wir sind gewohnt, Anspannen mit der Einatmung zu verbinden, Loslassen mit der Ausatmung, und bei allem, was anstrengend ist, die Luft gleich ganz anzuhalten. Wenn man bei Beckenbodenübungen auf diese Weise atmet, führt das oftmals dazu, bei der Einatmung-Anspannung zu sehr zu verkrampfen und beim Ausatmen als Ausgleich gleichsam zu kollabieren.

Wiegender, sinnlicher und gleichzeitig stärker ist der umgekehrte Rhythmus, der sich zuerst meist ungewohnt anfühlt: Mit der Einatmung entspannt ausdehnen, mit der Ausatmung nachdrücklich anspannen. Legen Sie bei den Übungen (ab S. 115) viel Aufmerksamkeit auf diese Atemkoordination, bis sie Ihnen zur guten Gewohnheit geworden ist. Sie werden davon auch im Sex profitieren. Und zwar dann, wenn Sie beim Liebesspiel Ihren Beckenboden rhythmisch in Aktion bringen und ihn mit dieser Atmung verbinden. Das bringt eine weiche Tiefe in die Bewegung – damit möchte man am liebsten gar nicht mehr aufhören.

Den Harnstrahl anhalten ist kein Beckenbodentraining

Noch immer geistert die Vorstellung herum, dass das Anhalten des Harnstrahls beim Wasserlassen eine gute Methode ist, um den Beckenboden zu trainieren. Das ist es nicht. Hier eine Warnung: Wer ständig seinen Harnstrahl unterbricht, stört den natürlichen Blasenentleerungsreflex und kann damit Restharnbildung und Reizleitungsstörungen hervorrufen. Diese Technik also bitte nicht als regelmäßiges Training durchführen! Sie können es ein paarmal ausprobieren, um als Neustarter dem Beckenboden auf die Spur zu kommen. Völlig gefahrlos ist es aber, sich vorzustellen, den Harnstrahl zu unterbrechen. Für Männer ist das oft eine gute Methode, die richtigen Muskeln zu finden.

Die ab S. 115 folgenden Übungen – wegen der unterschiedlichen Anforderungen sind sie für Frauen und Männer verschieden – sprechen alle drei genannten Schichten der Muskulatur an. Sie sind ein unkompliziert-sinnliches Lusttraining, das man am besten regelmäßig praktiziert. Es wird nicht nur Ihrem Sex, sondern der Gesundheit Ihres Unterleibs und unteren Rückens insgesamt guttun. Danach finden Sie Anregungen, wie Sie den Beckenboden direkt beim Sex einsetzen können.

Mach ich es auch richtig?

Wenn Sie jetzt hochmotiviert sind, das muskuläre Wunderwerk in Ihrem Unterleib kennenzulernen, damit zu üben und zu spielen, sollten Sie wissen, dass die größte Hürde am Anfang zu überwinden ist. »Ich bin mir nicht sicher, ob ich es richtig mache« – das ist der Satz, den ich zu Beginn eines Beckenbodentrainings am häufigsten höre.

Da diese spezielle Muskulatur so versteckt im Körper liegt, ist es sehr schwer, Zutrauen zu fassen, ob man sie wirklich erwischt hat. Die korrekt durchgeführte Kontraktion fühlt sich verhältnismäßig zart an. Die meisten können gar nicht glauben, dass so eine kleine Bewegung genügen soll. Doch tatsächlich ist der häufigste Fehler beim Beckenbodentraining, zu viel anzuspannen, auch falsche beziehungsweise für unsere Zwecke unwichtige Muskelgruppen zu sehr in Aktion zu bringen, etwa am Bauch oder Po.

Wenn Sie niemanden haben, der Ihnen hilft, herauszufinden, ob Sie es richtig machen, müssen Sie verstärkt Ihre Wahrnehmung schulen. Dazu wäre es sinnvoll, zuerst mir zu glauben und dann Ihrem Gefühl zu vertrauen. Beobachten Sie Ihren Körper, und orientieren Sie sich an Folgendem:

Ein korrekt angespannter Beckenboden fühlt sich niemals unangenehm oder verkrampft an. Wenn Sie bei den Übungen das Gefühl haben, größer zu werden, sich auszudehnen, sind Sie auf einer guten Fährte. Wenn Sie sich hingegen kleiner und zusammengepresst fühlen, arbeiten Sie stark mit der Bauchmuskulatur – damit tun Sie sich keinen Gefallen. Optimal ist es, wenn es sich kraftvoll und fest im Becken anfühlt und zugleich leicht und frei im Oberkörper.

Auch wenn Sie möglichst schnell Erfolge sehen möchten – beginnen Sie mit kleinen, möglichst präzise durchgeführten Bewegungen. Steigern Sie Häufigkeit und Intensität, sobald Sie sich sicherer sind. Wenn Sie dabei eine ganz eigene Lust an der Kraftentfaltung spüren, eine lächelnde, wilde Freude, die aus dem Becken kommt, und die Bewegung trotzdem dezent ist, dann haben Sie den Bogen raus.

Training für Frauen – Kraft und Freiheit

Kontakt mit der Energiequelle aufnehmen

Platzieren Sie ein zusammengerolltes Gästehandtuch auf einen Stuhl oder Hocker mit harter, gerader Sitzfläche. Anschließend setzen Sie sich rittlings darauf, und zwar vor einem Spiegel, in dem Sie sich am besten vollständig sehen können. Ihre Beine sind hüftbreit und parallel, die Handtuchrolle sollte deutlich, aber angenehm gegen Anus, Damm und Vagina drücken. Rechts und links davon sollten Sie Ihre beiden Sitzhöcker auf der harten Unterlage deutlich spüren. Von diesen ausgehend richten Sie sich entspannt gerade auf – als ob ein unsichtbarer Faden Sie an Ihrem Hinterkopf nach oben ausrichten würde.

Stellen Sie sich vor, mit den Schamlippen zu blinzeln, gleichsam ein kleines neckisches Zwinkern. Wenn Sie diese isolierte Bewegung etwas kräftiger ausführen, fühlt es sich an wie ein Kneifen. Sie werden bemerken, dass sich der Anus ebenfalls etwas zusammenzieht. Dies ist Ihre unterste Beckenbodenschicht. Spielen Sie mit dieser Kontraktion – mal fester, mal sanfter –, und achten Sie vor allem auf Präzision. Wenn im Spiegel nicht das Geringste zu beobachten ist, sind Sie auf einer guten Spur. Und wenn Sie das Gefühl haben, dass innen in Ihrem Becken etwas »hochlupft«, ist es auf jeden Fall richtig.

Für die mittlere Beckenbodenschicht stellen Sie sich vor, dass Sie Ihre Sitzhöcker aufeinander zuziehen – so, als ob Sie mit ihnen das Handtuch greifen wollen. Dabei verstärkt sich der Druck am Damm, und das Gefühl wird stärker, dass sich da unten etwas nach oben hebt. Wenn diese Bewegung wieder von außen völlig unsichtbar ist – was heißt, Sie hopsen nicht mit dem Po hoch –, haben Sie auch die mittlere Beckenbodenschicht sanft und präzise aktiviert.

Verstärken Sie diese Kontraktionen, bis Sie das Gefühl haben, sich innen richtig kraftvoll zusammenzuziehen. Aber immer nur so weit, dass die Bewegung weiterhin nicht im Spiegel zu bemerken ist. Außerdem sollte es Ihnen dabei gut gehen. Sie empfinden sich als groß und aufgerichtet, und obwohl im Becken tüchtig Muskelarbeit geleistet wird, ist Ihr Oberkörper leicht und frei. Die Bauchmuskulatur spannt dezent an, presst aber auf keinen Fall nach unten.

Schauen Sie sich im Spiegel an, lächeln Sie sich zu, und stellen Sie sich vor, mit einer Freundin im Café oder einem Vorgesetzten in einer Besprechung zu sitzen. Wenn Sie sich souverän, kraftvoll und gleichzeitig heiter fühlen, können Sie sich zur geglückten Verbindung mit Ihrem Energiezentrum Beckenboden gratulieren.

Das Handtuch brauchen Sie nur am Anfang, um die Wahrnehmung zu unterstützen. Sobald Sie diese kleinen Kontraktionen beherrschen, können Sie sie tagsüber bei allen möglichen Gelegenheiten als kleine Energiebringer einsetzen.

Jetzt aber Power

Die innerste Schicht bringen Sie ins Spiel, wenn Sie Ihr Becken sichtbar bewegen. Erfolgt dies in Verbindung mit der Atmung, haben Sie die wichtigsten Trainingselemente für einen starken Beckenboden beisammen:

Sie sitzen dazu auf Ihrem Hocker, mit oder ohne die Handtuchrolle, sodass Sie sich von der Seite im Spiegel sehen. Kippen Sie Ihr Becken jetzt vor und zurück, und achten Sie darauf, dass Ihr Kopf stets auf der gleichen Höhe bleibt – das heißt, Sie sacken niemals zusammen. Atmen Sie immer dann ein, wenn Sie ein Hohlkreuz machen, wobei es nur ein leichtes Hohlkreuz sein soll; diesen Bereich nicht nach vorne durchdrücken. Atmen Sie aus, wenn Sie Ihr Becken aufrichten, also der Rücken lang und gerade wird. Dabei stellen Sie sich vor, Ihr Steißbein – das unterste Ende Ihrer Wirbelsäule – in einer Art Schaufelbewegung nach unten sowie nach vorne zu ziehen.

Sobald diese Bewegung angenehm und fließend ist und Ihnen im Atemrhythmus gelingt, aktivieren Sie bei jedem Ausatmen sanft den Beckenboden, indem Sie die Sitzhöcker zusammenziehen. Zusätzlich können Sie die Füße noch vorsichtig nach unten drücken – das verstärkt die Bewegung auf natürliche Weise und fühlt sich dynamisch und richtig an. Der Oberkörper bleibt auch bei dieser Übung frei und leicht.

Probieren Sie das Gleiche im Stehen: Becken wiegen, während der Kopf auf gleicher Höhe bleibt. Dann mit der Ausatmung den Rücken lang machen, den Beckenboden anspannen, Füße nach unten drücken und lächeln.

Wenn Sie diese Bewegung verinnerlicht haben, können Sie sie immer unauffälliger, aber genauso wirksam durchführen – und zwar überall, im Büro, an der Bushaltestelle, in der Warteschlange an der Supermarktkasse.

Lachendes, tanzendes Becken

Übungen für die untere Körpermuskulatur klingen nach Arbeit – dabei gibt es fast nichts Schöneres als ein Becken, das Spaß daran hat, sich zu bewegen. Lassen Sie es also in allen Variationen tanzen:

Stellen Sie sich breitbeinig hin und stemmen Sie die Hände in die Hüften. Kippen Sie Ihr Becken so weit vor und zurück, wie es Ihnen angenehm ist. Achten Sie nur darauf, dass es Ihnen Vergnügen bereitet, auf nichts anderes. Probieren Sie jetzt die vielfältigsten Varianten durch – sie trainieren alle spielerisch Ihre innerste Schicht: Lassen Sie Ihr Becken rechtsherum kreisen, danach linksherum. Versuchen Sie die Form einer liegenden Acht zu beschreiben, oder stellen Sie sich vor, an Ihrem Steißbein ist ein Pinsel befestigt und mit diesem schreiben Sie Ihren Namen auf den Boden. Legen Sie Ihre Lieblingsmusik auf, und verführen Sie nun mit einem aufreizenden Tanz alle Männer, auf die Sie Lust haben – aber tun Sie es mit Ihrem Becken. Haben Sie Freude an Ihren Bewegungen. Spannen Sie Ihren Beckenboden dazu an, wann immer es Ihnen passt und gefällt.

Ein richtiger Work-out

Jetzt sind Sie in der Lage, ordentlich zur Sache zu gehen. Die drei nachfolgenden Übungen nehmen ungefähr zehn Minuten in Anspruch:

Legen Sie sich bequem auf eine nicht zu weiche Unterlage, die Beine hüftbreit aufgestellt. Wiegen Sie Ihr Becken wie unter »Jetzt aber Power« (s. S. 116) beschrieben, nur dieses Mal im Liegen: Machen Sie ein kleines Hohlkreuz beim Einatmen, beim Ausatmen ziehen Sie das Steißbein nach vorne und lassen den Rücken lang werden; er schmiegt sich dann an den Boden an. Achten Sie darauf, die Pomuskeln möglichst wenig anzuspannen, kontrollieren Sie das mit den Händen selbst. Es sollte eine sanft wiegende Bewegung entstehen; Ihr Becken rollt im Rhythmus Ihres Atems vor und zurück.

Spannen Sie jetzt mit jeder Ausatmung den Beckenboden an, und drücken Sie die Fersen sacht in die Unterlage. Am besten zehnmal hintereinander, dabei auf den hilfsbereiten Po aufpassen, der gern die Hauptarbeit übernimmt.

Legen Sie nun die Fußsohlen aneinander, und lassen Sie die Knie langsam nach außen sinken (bei Hüftbeschwerden Kissen unter die

Knie legen). Immer dann, wenn Sie den Rücken lang machen, atmen Sie aus und drücken die Fußsohlen zusammen, die Fußballen stärker als die Fersen. Beim Einatmen dürfen Sie sich entspannen. Wiederholen Sie dies auch wieder zehnmal, und achten Sie darauf, dass Schultern, Nacken und Kopf dabei locker bleiben. Die Bauchmuskulatur darf sanft mitarbeiten, aber nicht pressen. Wenn Sie sich wohlfühlen, ist das ein gutes Zeichen für die Qualität Ihrer Beckenbodenkontraktionen.

Stellen Sie anschließend die Beine wieder auf, und kehren Sie zur Grundbewegung zurück: mit dem Ausatmen den Rücken auf den Boden fließen lassen und dabei den Beckenboden sanft zusammenziehen, mit dem Einatmen loslassen. Rollen Sie jetzt bei jedem Ausatmen das Becken ein kleines Stück nach oben, Steißbein voraus. Das heißt: Zuerst wird Ihr Rücken angenehm in die Länge gezogen, danach kippt nur Ihr Becken in die Höhe und vielleicht noch ein kleines Stück Ihrer Lendenwirbelsäule, mehr aber nicht. Wieder zurückrollen und einatmen, die Spannung lösen.

Mit der Zeit sollte es Ihnen immer selbstverständlicher werden, die Anspannungsphase mit Ihrem fließenden Ausatmen zu begleiten. Mit dem Einatmen lassen Sie die Luft wieder einströmen und dehnen sich aus.

Zum Abschluss gönnen Sie sich eine Runde Gähnen, Strecken, Schaukeln, Wiegen, Seufzen, Brummen ... Oder Sie heben Ihr Becken leicht an und klopfen im schnellen Rhythmus auf die Unterlage, sodass es angenehm vibriert – wunderbar zum Entspannen und Wohlfühlen.

Sexercises

Good Vibration

Bei Vibration und Sex denkt man natürlich sofort an den Vibrator als spezielles Spielzeug. Manchen Frauen bereitet es höchste Wonnen, sich damit erotisch zu verwöhnen, wenngleich anderen diese Stimulationsvariante eher unangenehm ist, weil es sie überreizt. Aber Vibration wirkt nicht nur erregend durch direkte Stimulation von Nerven, sondern auch heilend. So werden in der Medizin immer häufiger Vibrationsgeräte wegen ihrer positiven Effekte eingesetzt, zum Beispiel bei manchen Muskelleiden, da sie die Muskelleistung erhöhen und die Durchblutung fördern.

Sie müssen den Vibrator als herkömmliches Sexspielzeug nicht mögen, um die folgenden Übungen mit einem solchen Gerät zu genießen. Es gibt Frauen, die durch dieses Training stark erregt werden, manche finden es »irgendwie anders intensiv« oder auch tiefenentspannend.

Es ist günstig, wenn Sie die am Anfang beschriebenen Wahrnehmungsübungen und den kleinen Work-out schon einige Male trainiert haben, damit Ihnen die Basics bereits geläufig sind.

Bereiten Sie sich einen kuscheligen Platz auf dem Bett oder dem Sofa, stopfen Sie sich ein oder zwei Kissen hinter den Rücken für eine halb sitzende Position, und legen Sie sich den Vibrator zurecht. Außerdem eine Decke, da Sie für mindestens eine der nachfolgenden Übungen unten unbekleidet sein werden:

Beginnen Sie mit einem Beckenwiegen im Atemrhythmus: Mit hüftbreit aufgestellten Beinen lassen Sie bei der Einatmung ein kleines Hohlkreuz entstehen, mit der Ausatmung schmiegen Sie den Rücken in die Unterlage und aktivieren sanft Ihren Beckenboden. Das Ganze sollte Ihnen wieder ohne nennenswerte Mitarbeit von Po und Bauch gelingen.

Sobald diese Bewegung rund fließt, halten Sie den Vibrator mit beiden Händen, schalten ihn ein und drücken ihn immer beim Einatmen gegen Ihr Schambein – das vertieft das Loslassen. Und beim Ausatmen nehmen Sie ihn weg, damit Sie kraftvoll anspannen können. Über die Resonanz am Knochen wird die Schwingung intensiv ins ganze Becken getragen. Viele Frauen finden es schöner, den Vibrator am Damm anzusetzen. Probieren Sie aus, welche Position und Intensität Ihnen am angenehmsten ist. Spannen Sie jetzt den Beckenboden mit jeder Ausatmung kräftig an, und drücken Sie die Fersen in die Unterlage.

Wenn Sie davon genug haben, schalten Sie den Vibrator aus und führen ihn langsam in die Vagina ein. Versuchen Sie ihn zu greifen, und beobachten Sie, ab wann Sie ihn richtig packen können – das tun Sie mit Ihrer mittleren Beckenbodenschicht.

Aktivieren Sie jetzt mit jeder Ausatmung Ihren Beckenboden, mit der Einatmung lassen Sie wieder los. Sie können das mit aufgestellten Beinen tun, oder Sie legen die Fußsohlen aneinander und lassen die Knie nach außen sinken. Spüren Sie den Druck, den Sie mit Ihren Liebesmuskeln auf den Vibrator ausüben können? Konzentrieren Sie sich darauf, ihn nicht hinauszupressen, sondern hochzusaugen, auch wenn Sie das Gerät trotzdem festhalten müssen, damit es nicht herausrutscht.

Für die nächste Übung, das Hochrollen, benutzen Sie den Vibrator wieder eingeschaltet zur Vertiefung der Entspannung: ausatmen, Beckenboden anspannen, Rücken in die Unterlage fließen lassen,

Becken kippen und ein klein wenig hochrollen, beim Einatmen zurückrollen, vibrieren, entspannen.

Im Anschluss können Sie sich entweder erotisch noch mehr verwöhnen, ein paar normale Beckenbodenübungen ohne Batterieunterstützung anschließen oder eine vibrierende Entspannung genießen: Lassen Sie dazu Ihr Becken kreisen, klopfen Sie es sachte auf die Unterlage, massieren Sie sich mit dem Vibrator am ganzen Unterleib, und summen Sie dazu – die natürliche Art von Vibration.

Training für Männer – Präzision und Entspannung

Ein lebendiger Beckenboden verbessert die Potenz, hilft bei der Kontrolle der Ejakulation und erhöht das Vergnügen für beide. Aber wenn für Frauen der Beckenboden so weit weg ist wie der Mond, kann man bei Männern sicher von einer Entfernung bis zum Mars sprechen. Da sie weder durch monatliche Blutungen noch durch Geburten unfreiwillig daran erinnert werden, spüren die meisten Männer ihre Körperbasis nicht, und weil Testosteron die Muskulatur hart macht, ist bei vielen von ihnen die Grundspannung im Becken tendenziell viel zu hoch. Und so bleiben sie hinter ihren erotischen Möglichkeiten zurück, was schade ist.

Für eine stabile Erektion ist es nicht günstig, wenn die Blutzufuhr im Penis durch zu viel Dauerkontraktion eingeschränkt ist. Und zudem reagieren viele Männer bei den kleinsten Anzeichen eines Nachgebens ihres besten Freundes sofort mit Gegenmaßnahmen – was meist bedeutet, dass sie noch stärker anspannen, vor allem den Po. Dies wiederum schadet eher, als dass es hilft. Noch mehr Spannung zu erzeugen ist in einem solchen Fall ähnlich sinnvoll, wie Feuer mit Benzin löschen zu wollen.

Ein übermäßig hoher Muskeltonus – der meist falschen Muskeln – bewirkt auch, dass die männlichen Aktionen beim Sex oft aus einem relativ steifen »Vor und Zurück« bestehen. Das heißt: Sie bewegen nicht das Becken, sondern den gesamten Rumpf. Der Beckenboden ist an diesen Liegestützen wenig beteiligt, der Po dafür sehr intensiv – sichtbar daran, dass sich seitlich an ihm ordentliche Dellen bilden. Dabei ist die Pomuskulatur für Genuss, Erektion und Orgasmus ungefähr so wichtig wie Rollschuhe fürs Bergsteigen. Aber wer nie gelernt hat, dass man den Beckenboden auch ohne die Gesäßmuskulatur aktivieren kann, weiß das nicht – und packt, um bei den Rollschuhen zu bleiben, ihr Gewicht noch oben auf den Rucksack drauf, was jedoch vollkommen überflüssig ist.

Ihre Qualitäten als Liebhaber optimieren

Für Männer sind Loslassen und Körperwahrnehmung meist der eigentliche Engpass für ihre Potenz und ihre Qualitäten im Bett. Man kann es nicht oft genug sagen: In der Ruhe liegt die Kraft. Je besser ein Muskel pulsieren, also anspannen und entspannen kann, desto stärker ist er. Das erklärt, warum die identischen Übungen für Männer mit zu viel Spannung gut sind, aber ebenso für diejenigen mit einem schwachen Beckenboden.

Verbessern Sie Ihre Wahrnehmung in diesem Bereich –

und Sie können am Ende unterscheiden, welche Muskeln Sie nun tatsächlich aktivieren. Irgendetwas da unten anzuspannen ist kein Beckenbodentraining. Wenn Sie ein Flugzeug starten sollen, legen Sie auch nicht alle erreichbaren Schalter um, sondern vorzugsweise die richtigen.

Den Po zusammenzukneifen ist sehr verführerisch, denn der Muskel ist groß und kräftig, sitzt außen, man sieht also viel, und man hat dadurch das Gefühl, etwas zu leisten. Der Beckenboden ist vergleichsweise zierlich, liegt innen und man sieht von außen fast überhaupt nichts, wenn man ihn korrekt aktiviert. Die Kraftwirkung muss man erst erleben, um mitzubekommen, dass dieses eher unauffällige Ding die eigentlich wichtige Arbeit macht.

Männer, die gelernt haben, ihren Beckenboden einzusetzen und dafür den Gesäßmuskel einzubremsen, bewegen ihren Unterleib sanft, souverän und unwiderstehlich. Kein Vergleich zu dem angestrengten, drängenden und ruckartigen Geschubse, das ein wild arbeitender Pomuskel beim Sex verursacht.

Und die Erektion? Die darf sich auch mal in Wellen bewegen, das ist der normale Verlauf. Das können Sie gelassen zulassen, wenn Sie über Ihren Beckenboden Einfluss nehmen können.

Damit Sie wissen, was Sie tun

Rollen Sie ein Gästehandtuch der Länge nach zusammen, platzieren Sie es auf einen Stuhl oder Hocker mit harter, gerader Sitzfläche, und setzen Sie sich rittlings darauf. Ihre Beine sind hüftbreit und parallel, die Handtuchrolle sollte deutlich, aber nicht unangenehm gegen den Damm und den Anus drücken. Sitzen Sie aufrecht und entspannt, die Schultern sind locker, und konzentrieren Sie sich auf Ihren Unterleib.

Stellen Sie sich nun vor, Sie sind auf der Toilette und unterbrechen Ihren Harnstrahl. Spüren Sie, wie sich der Druck des Handtuchs am Damm etwas verstärkt? Bewegt sich Ihr Penis ein klein wenig? Versuchen Sie diese Bewegung so dezent auszuführen, dass sie von außen völlig unsichtbar ist – das heißt, der Gesäßmuskel rührt sich nicht oder kaum. Wenn Ihnen das gelingt, können Sie die Kontraktionen langsam verstärken. Sie werden trotzdem das Gefühl haben, dass es zu wenig ist! Der Muskel ist nicht sehr groß, deshalb können Sie nicht viel spüren, auch wenn Sie es absolut richtig machen.

Viele Männer sagen am Anfang etwas in dieser Art: »Ich habe zuerst gedacht, das geht überhaupt nicht, den Po nicht anzuspannen; man ist es einfach so gewohnt. Da ist zwar eine Bewegung innen drin – als ob sich etwas nach oben bewegt –, aber so geringfügig, dass man denkt, das kann es nicht sein.«

Das Handtuch brauchen Sie übrigens nur zu Beginn, um die Wahrnehmung zu unterstützen. Sobald Sie sich sicherer sind, können Sie diese einfachen Kontraktionen tagsüber bei allen möglichen Gelegenheiten nebenbei durchführen.

Das echte Training: Kraft und Ruhe

Jetzt folgt eine Powerübung für Ihren Potenzmuskel, die aber nur richtig wirkt, wenn Sie sie präzise ausführen. Deshalb ist es wichtig, dass Sie die Wahrnehmung für Ihre Körperbasis immer weiter verfeinern und verbessern. Wenn Sie eine hohe Grundspannung im Becken haben, wird Ihnen die zusätzliche Anspannung ermöglichen, danach tiefer loszulassen. Sollten Sie zu wenig Kraft im Potenzmuskel haben, wird Ihnen die gleiche Übung helfen, ihn aufzubauen:

Stellen Sie einen Hocker oder Stuhl an die Wand. Legen Sie sich davor, die Beine auf der Sitzfläche, die Füße gegen die Wand. Hüfte, Oberschenkel und Unterschenkel bilden jeweils rechte Winkel. Diese Position sollte gemütlich sein, das ist wichtig. Die hochgelegten Beine unterstützen die Durchblutung im Unterleib.

Zuerst geht es ums Wahrnehmen: Atmen Sie tief und entspannt ein. Mit der Ausatmung spannen Sie den Beckenboden leicht (!) an, und mit der Einatmung lassen Sie wieder los. Das ist meist ungewohnt, deshalb konzentrieren Sie sich anfangs nur darauf: Gehen Sie mit der Ausatmung in die Kraft. Das ist wirksamer, als mit der Einatmung anzuspannen, weil man dabei leicht die Luft anhält und verkrampft. Versuchen Sie beim Anspannen Ihren Rücken lang werden zu lassen – das heißt, Ihr Steißbein zieht in einer Schaufelbewegung gleichzeitig zur Wand und leicht nach oben.

Jetzt können Sie kräftiger aktivieren: Sobald das mit der Atmung und dem sanften Anspannen des Beckenbodens gut klappt, drücken Sie bei jeder Ausatmung zusätzlich noch mit den Füßen gegen die Wand, aber vorsichtig. Spüren Sie, wie dies die Beckenbodenspannung verstärkt? Fassen Sie sich nun mit beiden Händen an die Pobacken, und spannen Sie den Hintern einmal absichtlich stark an, damit Sie den Vergleich kennen. Und dann versuchen Sie die Bewegung wieder unten, wieder innen stattfinden zu lassen. Je weniger im Außen sichtbar ist, desto besser.

Und nun für den Aufstieg in die Meisterklasse: Da Männer grundsätzlich mehr Sinn im Anspannen sehen als im Loslassen, ist es zweckmäßig, wenn Sie bei dieser Übung zählen, sonst besteht die Gefahr, dass Sie die Entspannungsphasen abkürzen. Und Ihr Muskel braucht die Pausen, damit er optimal durchblutet und versorgt wird:

Spannen Sie mit der Ausatmung langsam steigernd an, und zählen Sie dabei bis fünf. Ideal ist es, wenn Ihr Atem die ganze Zeit gleichmäßig fließt. Dann lassen Sie los, sowohl den Druck auf die Wand als auch den Beckenboden. Ihr Atem strömt von selbst wieder ein, und Sie zählen wieder, diesmal rückwärts, also von fünf bis zur Null hin. Wenn Sie spüren, dass Ihnen das guttut, verlangsamen Sie das Rückwärtszählen, damit die Entspannungsphase länger dauert. Kürzer als die Zeit der Anspannung sollte sie aber auf keinen Fall sein.

Zehn bis zwanzig konzentrierte Wiederholungen pro Sitzung sind perfekt.

Latin Lover

Wie bereits erwähnt: Um die Beweglichkeit des Beckens ist es bei Männern meist schlecht bestellt. Ab der unteren Wirbelsäule ist alles festgezurrt – weder fürs Becken noch für den Rücken ist das besonders vorteilhaft. Dabei ist die Beweglichkeit nur verlernt. Man kann sie problemlos wieder aktivieren, was einzig etwas Aufmerksamkeit erfordert. Als Belohnung gibt es mehr Vergnügen im Bett. Lendenwirbelsäule und Bandscheiben freuen sich auch:

Stellen Sie sich seitlich vor einen Spiegel. Bewegen Sie Ihr Becken vor und zurück. Wenn dabei Ihr ganzer Körper vor- und zurückschwingt und der untere Rücken steif bleibt, können Sie das für die Liebe vergessen. Man kommt damit zwar rein und wieder raus, das ist aber auch alles. Feinarbeit können Sie damit nicht leisten.

Stehen Sie nun mit leicht angebeugten Beinen – durchgedrückte Knie blockieren das Becken –, legen Sie sich eine Hand auf die untere Wirbelsäule, die andere auf den Unterbauch, und helfen Sie Ihrer Beckenbewegung, indem Sie die Hand am Rücken nach unten schieben. Wenn sich Ihr ganzer Körper wenig bewegt, Ihr Kopf auf gleicher Höhe bleibt und die Knie nicht einknicken, sondern allein Ihre Körpermitte nach vorne und hinten kippt, dann haben Sie es raus. Für viele Männer ist es eine große Hilfe, sich dabei an eine Wand zu stellen. Achten Sie dabei wieder auf gelöste Knie, und nehmen Sie Ihre Schulterblätter als Referenz: Diese sollten ihre Position nicht verändern, wenn Sie Ihr Becken kippen und aufrichten. Sie können sich auch vorstellen, den Bauchnabel nach innen zu ziehen. Den Po brauchen Sie übrigens kaum für diese Bewegung.

Führen Sie das Beckenkippen jetzt langsam und konzentriert aus. Und sobald die Bewegung gut und flüssig gelingt, kombinieren Sie den Atem dazu: Beim leichten Hohlkreuz einatmen, ausatmen, wenn Sie den Rücken lang machen – und den Beckenboden sanft dazu anspannen.

Dieser Bewegungsablauf sollte nicht angestrengt aussehen, sondern flüssig und ausdrucksstark. Sie werden spüren, dass Ihr Rücken es als wohltuend empfindet.

Die Entspannung geht weiter

Wärme hilft beim Loslassen. Wenn Sie kleine, unsichtbare Kontraktionen in der Sauna, in der Badewanne, beim Faulenzen in der Sonne durchführen, können Sie danach tiefer entspannen. Ausprobieren!

Eine weitere Entspannungsempfehlung für Männer ist das Beckenklopfen: Dazu liegen Sie bequem auf dem Rücken. Mit aufgestellten Beinen heben Sie Ihren Unterleib ein klein wenig an und lassen ihn wieder zurückplumpsen. Sie können auch etwas schneller und dafür sanft und rhythmisch mit dem Becken auf den Boden klopfen. Spüren Sie, wie die kleinen Erschütterungen Ihnen dabei helfen, noch mehr loszulassen?

Gute Dienste leisten auch Massage-Vibrationsgeräte. Ruhig am Schambein oder am Damm ansetzen und tief im Becken die Entspannung genießen.

Muskelspiele beim Sex

Mit dem Beckenboden zaubern

Sie können alles, was Sie aus dem Beckenbodentraining kennen, direkt in der Liebe einsetzen. Es wird Ihnen beiden Vergnügen bereiten, ganz gleich, ob es sich dabei um die Muskelarbeit handelt oder um die Beckenbewegungen.

»Ich habe an meinem Mann alle drei Schichten des Beckenbodens ausprobiert. Er war begeistert und meinte, dass er sie sogar unterscheiden kann.« Beate hatte immer eine problemlose Sexualität mit ihrem Mann und auch häufige Orgasmen, obwohl sie eher passiv geblieben war. Seit der Geburt der Kinder fühlte sie sich »ausgeleiert«. Für sie und ihren Mann war das Beckenbodentraining, das sie in einem Kurs von mir allein absolvierte, ein erotischer Neubeginn.

Mit der Muskulatur der ersten Beckenbodenschicht kann die Frau zugreifen, das ist für den Mann recht lustvoll. Wenn sie ihre zweite Schicht kontrahiert, die sich wie ein Ring um den Penis schließt – olé, olé ... Das Anspannen der dritten Schicht ist wie ein Erdrutsch, von dem sich ein Mann gern verschütten lässt. Aber plagen Sie sich nicht mit der Unterscheidung, was jetzt genau was ist. Das kommt mit der Zeit. Spielen Sie und genießen Sie es, mit der Vagina nicht nur einen heiß begehrten, aber passiven Muskelschlauch zu haben, sondern ein lebendiges Organ, das ein starkes Team an Mitspielerinnen um sich herum versammelt hat.

Männer können mit Beckenbodenkontraktionen ihre Erektion auf körperliche Weise stabilisieren. Das ist vor allem wichtig, wenn sie aus dem Tunnel herauswollen, der geradlinig von der Anfangserregung zum Orgasmus führt. Innehalten beim Sex und Augenkontakt führen vor allem anfangs bei manchen Männern dazu, dass ihr Zauberstab beleidigt reagiert. Das aufzufangen kann man üben. Vielleicht haben Sie sich immer schon gewünscht, sich einfach nur mal hinzulegen und die Frau machen zu lassen – und mit ein paar lässigen Muskelkontraktionen Ihre Erektion zu halten?

Alle Beckenbewegungen können zu schönen Variationen bei der Liebe beitragen – vorzugsweise den ruhigeren:

»Eine unserer Lieblingsnummern ist derzeit, dass ich auf ihm liege und mein Becken kreisen lasse, intensiv rechts rum, dann wieder links rum. Mein Mann macht gar nichts, außer ein bisschen mit dem Beckenboden. Er sagt, für ihn sei es eine totale Wonne, sich von mir durchwalken zu lassen. Ich komme dabei oft sehr leicht zum Orgasmus, und mein Mann, der ein großer Genießer ist, manchmal sogar mit mir, ohne selbst aktiv etwas zu tun.«

Kreativ werden mit einem lebendigen Becken

Die schlichten Beckenbodenübungen sind ein wunderbarer Einstieg für neue Erfahrungen im Sex. Und sobald Sie damit vertraut sind, können Sie spielen.

Wie Sie als Frau den Beckenboden beim gemeinsamen Liebesspiel einbringen können, hängt auch davon ab, wie Sie und Ihr Partner gebaut sind und wie schnell er sich bewegt. Wenn Sie eher weit sind und Ihr Mann einen normalen oder zierlichen Penis hat, werden Sie versucht sein, dauernd anzuspannen, um die Vagina enger zu machen. Dadurch kommen Sie stark in Kontakt miteinander. Das ist sehr lustvoll, aber machen Sie auch mal Pausen. Denn wenn Sie nur anspannen, schmälert es Ihr Erleben, sich hinzugeben und genussvoll zu öffnen – die Mischung macht es.

Ist der Mann XXL ausgestattet oder hat er eine sehr harte Erektion, sollte die Frau mit ihrem Beckenboden-Engagement vorsichtig experimentieren, sonst kann es »blaue Flecken« geben, die sie erst am nächsten Tag spürt. Die Gefahr besteht vor allem dann, wenn er schnelle und kräftige Bewegungen liebt. Wenn er sich darauf einlassen kann, einen Gang oder zwei herunterzuschalten, kann seine Partnerin mit ihrem Beckenboden aktiver werden.

Als Frau sollten Sie unbedingt ausprobieren, das Anspannen Ihrer Liebesmuskeln mit der männlichen Bewegung zu synchronisieren. So können Sie die Vagina eng machen, wenn er sich in sie hineinbewegt, und entspannen, wenn er den Penis zurückzieht. Oder genau umgekehrt. Fragen Sie einfach nach, was ihm besser gefällt. Wenn Ihr Partner sensibel genug ist, wird er von selbst in seinen Bewegungen langsamer werden, damit er intensiver spüren und genießen kann.

Eine Frau, die in ihrer Körperbasis zu Hause ist, erlebt den Penis eines Mannes nicht als Ereignis, das einfach geschieht, sondern wird viel differenzierter spüren und selbstbewusster variieren. Sie nimmt keine Stellungen mehr nach Anleitung ein, sondern wird selbst nach genau den Positionen suchen, die ihr am meisten Freude bereiten. Und sie kann dem Mann, der seinerseits souveräner und entspannter zu genießen vermag, genauer erzählen, was sie bevorzugt. Ein lebendiges Becken eröffnet beiden Partnern viel Kreativität.

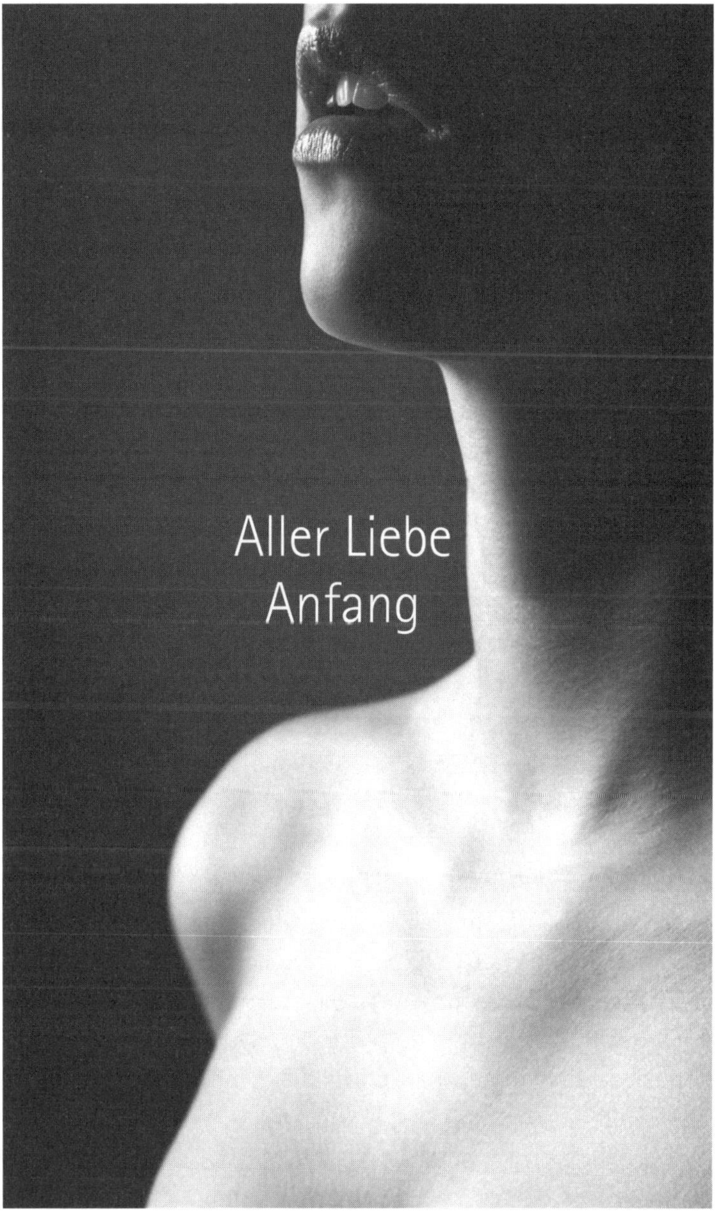
Aller Liebe
Anfang

Eine Beziehung zu sich selbst

Um sich liebevoll auf einen anderen Menschen beziehen zu können, braucht man zuerst eine liebevolle Beziehung zu sich selbst. Wer sich selbst tief innen akzeptiert und mag, ist in der Lage, tragfähige Beziehungen aufzubauen, die sich auf Zuneigung und gegenseitige Achtung gründen.

Wenn man unsicher, abhängig oder voller Selbstzweifel ist, wird sich das auch in der Partnerschaft widerspiegeln, und zwar indem man ständig Bestätigung vom anderen haben will. Vielleicht fragt man ständig: »Bin ich schön? Bin ich gut? Sag mir, dass es toll ist, mit mir zusammen zu sein!« Bekommt man dann sogar die Bestätigung (und das ist nicht selbstverständlich), wird sie oft nicht geglaubt. Beim Sex sind unsichere Menschen hauptsächlich damit beschäftigt, alles richtig zu machen. Sie definieren sich vorwiegend über die Reaktion des anderen. Genießen findet eher am Rande statt. Selbstliebe ist daher die Basis entwicklungsfähiger Partnerschaften und erfüllter Sexualität.

Mit Selbstliebe ist nicht die narzisstische Selbstverliebtheit gemeint, die seit einiger Zeit wie eine Seuche um sich greift und die auch das öffentliche Bild von Sexualität prägt. Narzisstische Menschen finden sich einfach nur toll, Selbstzweifel sind ihnen fremd. Sie sind nicht wirklich beziehungsfähig, sie brauchen den Partner nur als schönes Accessoire für ihre Außendarstellung.

Selbstliebe ist dagegen die ehrliche und respektvolle Beziehung mit sich selbst, die es einem ermöglicht, sich in der gleichen Weise auf andere zu beziehen. Eine solche Verbindung lernt man auch nicht mal eben in einem Wochenendseminar oder durch Ratgeber. Achtsam und liebevoll mit sich umgehen, das ist etwas, was man einüben muss, besonders wenn man dazu neigt, sich selbst schlechtzumachen. Schafft man es, seine eigenen Schwächen mitfühlend anzunehmen, erwächst daraus Souveränität und gesundes Selbstbewusstsein – im Sex und im Leben.

Wenn Sie Ihre Beziehung zum eigenen Körper stärken und lustvoll gestalten, sich selbst tief gründen, werden Sie sich anders auf Ihren Partner beziehen – und auch auf alle anderen Menschen. Die folgenden Anregungen verbinden die Selbstliebe mit Erotik, was sehr wichtig ist, weil diese beiden Dinge oft als getrennt voneinander gesehen werden.

Ganz natürlich. Ein Date mit dem eigenen Körper

Die langen Schatten der Vergangenheit

Die meisten von uns wurden von der Sexualität geradezu überfallen. Aus heiterem Himmel entdeckte man als Kind lustvolle Empfindungen und musste irgendwie damit umgehen. Meist heimlich, weil man sehr schnell ahnte, dass es etwas Peinliches, ja, sogar Unanständiges war, das einem da Freude bereitete. Onanieren ist die erste Form der Sexualität, Ausdruck ihres Erwachens im heranwachsenden Körper. Sie sollte eigentlich liebevoll begleitet werden, damit sie sich gut entwickeln kann. Dazu gibt es in vielen Kulturen Initiationsrituale, mit denen Mädchen und Jungen in die (sexuelle) Erwachsenenwelt aufgenommen werden.

Auch auf diesem Gebiet hat die Kirche mit ihrer lustfeindlichen Moral schlimmste Verheerungen angerichtet. Sie hat die Initiation junger Menschen an sich gerissen, durch Firmung und Konfirmation, die Sexualität allerdings daraus entfernt und verteufelt. Heranwachsende wurden und werden noch immer mit ihren Trieben und zwiespältigen Emotionen allein gelassen. Bestenfalls sind die Eltern wohlmeinend und aufklärend, obwohl auch sie nicht verhindern können, dass eigene ungelöste Verklemmungen eine zweideutige Botschaft bei den Jugendlichen hinterlassen: Irgendwie ist der Bereich da unten doch nicht ganz so unkompliziert, wie sich die Erwachsenen den Anschein geben ...

Wir alle haben Schuld- und Schamgefühle. Bei manchen liegen sie im Verborgenen, und wer sich besonders frei wähnt, bemerkt oft nicht, dass er überkompensiert, also die eigene Unsicherheit mit besonders forschem Verhalten überdeckt.

Sich ohne Mitwirkung eines Partners erotisch zu verwöhnen ist in den letzten Jahren zwar selbstverständlicher geworden, aber die verinnerlichten Tabus wirken weiterhin nach. Sie schmälern nicht nur das Vergnügen, sondern behindern auch eine Entwicklung in der Sexualität.

Der flache Kick

Der geschützte Raum der Selbstliebe ist wunderbar geeignet, sich besser kennenzulernen, wovon auch die Paarsexualität profitieren könnte. Doch die meisten von uns behalten ihre früh erlernten Angewohnheiten, was die Selbstliebe betrifft, einfach bei – es heimlich, schnell und schamhaft zu tun. Das wirkt selten stimulierend aufs sexuelle Partnerglück. Bei Frauen führen die Schamgefühle aus Jugendtagen meist dazu, wenig experimentierfreudig zu sein. Und wenn Männer das, was sie sich als Jugendliche beim Wichsen antrainiert haben, bei der Partnerin anwenden, führt das unmittelbar zu miserablem Sex. Als Heranwachsende standen sie unter dem enormen Druck ihrer Hormone, und mit einem Griff war ein bequemes Mittel zur Hand, mit dem man sich Erleichterung verschaffen konnte. Es musste rasch gehen, damit man nicht erwischt wurde. Vielleicht war es sogar verboten, aber man tat es natürlich trotzdem – hastig, trotzig, lieblos und häufig. Der Körper war nicht wichtig, nur der Penis. Genießen spielte keine Rolle, nur die Ejakulation, der Kick, die kurzfristige Entspannung.

Rasantes und hartes Rubbeln macht den Penis von Mal zu Mal unempfindlicher. Der Mann züchtet sich damit gewissermaßen eine Hornhaut heran, und er kann die feineren Energien, die in der Vereinigung möglich wären, nicht mehr spüren. Ein derart hart gewichster Penis muss in der Vagina herumtoben wie ein Verrückter, um auf sein gewohntes Reizniveau zu kommen. Wenn eine Frau dann nach einer Geburt eine weitere Vagina hat, kann der Mann das Interesse an Sex mit ihr verlieren. Bestenfalls bittet er seine Partnerin um stärkere visuelle Reize, um noch angemacht zu werden. Oder er will einzig Analverkehr, weil er da mehr Reibung hat. So wird es im Bett immer anstrengender und entfremdender.

Reduziert man das Empfinden auf die mechanische Stimulation, wird die körperliche Liebe zu einer armseligen Sache. Wenn Männer in der Partnersexualität mehr spüren wollen, braucht ihr Penis eine Art Heilfasten, um wieder sensibler zu werden, um mehr zu spüren mit weniger Reizung. Um die feinen Genüsse der Vereinigung zu erfahren. Um die starre Fixierung auf den Orgasmus loszulassen und sich Zeit zur Lust zu nehmen.

Raus aus der Schmuddelecke

Lustvoll praktizierte Selbstliebe kann auch der rettende Puffer sein, um schwierige Situationen in der Partnerschaft abzufangen, etwa dann, wenn einer mehr Lust auf Sex hat als der andere, bei einer Fernbeziehung oder wenn ein Partner gesundheitlich eingeschränkt ist. Es gibt sogar Paare, die eine Form gefunden haben, gemeinsam oder im Beisein des Partners sich selbst erotisch zu verwöhnen, weil sie sich lieben und zusammenbleiben möchten, aber normaler Sex nicht mehr möglich ist.

Darum holen Sie Ihr kleines Privatvergnügen aus der Heimlichkeitsecke, putzen Sie ihm die letzten Schmuddelreste ab, und machen Sie etwas richtig Schönes daraus.

Selbstliebe ist mehr als ein Notnagel für »richtigen« Sex. Sie ist ein Ausdruck für sexuelle Autonomie, legitimer Teil erotischer Varianten, zudem bietet sie ganz besondere Chancen. Man ist bei der Selbstliebe mit sich allein. Das macht einiges einfacher, denn man muss sich nicht mit einem Partner abstimmen – ungestörtes Experimentieren ist möglich.

Zuerst eine Hygienemaßnahme für die verbale Sauberkeit: Zum letzten Mal fallen hier die Worte »onanieren« und »masturbieren«. Es ist nicht möglich, Begriffe, die so stark negativ besetzt sind, in einer positiven Deutung zu verwenden, nicht einmal in einer neutralen. Sie klingen einfach nicht lustvoll. Finden Sie für sich und für die Kommunikation mit Ihrem Partner schönere Worte, zum Beispiel »Selbstliebe«, »Solosex«, »meine Kuschelnummer«, »wenn ich es mir selbst mache«, »meine private Lust« oder »Schäferstündchen mit mir selbst«.

Die zweite Empfehlung betrifft die erotischen Fantasien. In den meisten Ratgebern wird lang und breit darauf eingegangen, diese zu fördern, auszubauen, sich dafür mit Spielzeug auszustatten – kurz, alles dafür zu tun, den Sex noch stärker als sowieso schon im Kopf stattfinden zu lassen. Sicher, das funktioniert auch schnell und zuverlässig. Der Nachteil ist nur, dass die Kluft zwischen Solosex und Partnersex immer größer wird. Denn wenn ich mit meinem Partner zusammen bin und im Kopf nur Kino läuft, wird er sich zu Recht einsam fühlen. Und außerdem ist ausschließliches Fantasieren beim Solosex eine verpasste Möglichkeit, den Körper mitzunehmen, ihn zu einem lebendigen Part der Liebe zu machen.

Mein Vorschlag ist also, die geilen Filme gezielt und eher sparsam einzusetzen. Fährt man nämlich ausschließlich auf sie ab, verengt man sein erotisches Spektrum auf eine einzige Facette – und verschließt sich bestimmten Formen einer bewussten Sexualität.

Nutzen Sie die folgenden Anregungen, um Ihre Selbstliebe zu einem schönen Ritual zu gestalten. Damit initiieren Sie sich selbst für besseren Sex. Sie können in den lustvollen Stunden mit sich allein alte Tabus lockern, Heilung erfahren, Energie wecken und sich für Ihre Partnersexualität neue Anregungen holen.

Selbstliebe für Frauen: Lustvoll und heilsam

Die meisten Frauen gelangen zuverlässiger zum Orgasmus, wenn sie mit sich allein sind. Sie wissen, was sie brauchen. Sie haben das Gefühl, geschützt eine angenehme Sexualität zu erleben, die meist ohne große Abwechslung völlig befriedigend ist.

Vielleicht haben Sie ja schon regelmäßig Ihr Schäferstündchen mit sich selbst in Ihr Leben geholt. Wenn nicht, sollten Sie sich fragen, warum Sie es bislang nicht getan haben.

Schlagen Sie sich vielleicht mit Sätzen herum wie: »Das tut man nicht« oder »Ich habe doch einen Mann«? Fühlen Sie sich ein wenig schmutzig dabei und gehen konspirativ zu Werke? Ist es Ihnen wichtig, dass der Partner nichts von Ihrer Solonummer mitbekommt? Verstecken Sie entsprechendes Zubehör wie einen Vibrator sorgfältig? Würden Sie Ihre Selbstliebe-Fantasien am liebsten gar nicht haben? Finden Sie sie gar pervers? Versuchen Sie Ihre persönliche Kuschelnummer möglichst schnell zu erledigen?

Wenn Sie solche Lustverhinderer entdecken, dann machen Sie sich klar, dass es sich um alte Gespenster handelt. Und geben Sie sich bewusst die Erlaubnis zu einem wohltuenden Vergnügen.

Ein Date mit sich selbst

Nehmen Sie Ihre Selbstliebe so wichtig wie eine Verabredung mit einer guten Freundin. Freuen Sie sich darauf. Machen Sie es sich schön, nehmen Sie sich Zeit, legen Sie Musik auf, sorgen Sie für eine warme Umgebung.

Streicheln Sie sich so, wie Sie gestreichelt werden möchten. Lassen Sie Ihre erotischen Fantasien zu, aber bringen Sie Ihren Körper stärker ins Geschehen ein. Genießen Sie ihn bewusst, indem Sie sich räkeln wie eine hinreißende Geliebte, aktivieren Sie Ihre Vitalenergie mit sinnlichen Beckenbewegungen und kräftigen Muskelkontraktionen. Atmen Sie tief und voll, lassen Sie Töne kommen, stöhnen Sie, brummen Sie, lachen Sie – was immer aus Ihrer Kehle will. Sollten plötzlich Schamgefühle auftauchen, atmen Sie einfach tiefer, lächeln Sie sich zu, und lassen Sie los.

Probieren Sie Neues aus. Ein Vibrator ist ein vielseitiges Massagegerät. Erforschen Sie Ihre Anatomie. In der Vagina gibt es unterschiedliches Schwellgewebe – unter anderem den G-Punkt. Auch die Klitoris können Sie auf vielerlei Weise stimulieren; experimentieren Sie, und finden Sie so heraus, was Ihnen gefällt. Es gibt nichts, was Sie als grandios empfinden müssen, nur weil irgendwo steht, dass dies das Sensationellste sei. Aber alles, was Sie aus Scheu nicht ausprobieren, hat keine Chance, Ihnen Lust zu bereiten. Lassen Sie sich überraschen, ob Ihr Orgasmus sich durch die Selbstliebe verändert – und vielleicht ist es auch gar nicht mehr unbedingt nötig, eine bestimmte Art von Höhepunkt zu erleben. Haben Sie einfach eine gute Zeit mit sich selbst.

Kultivieren Sie Ihren Lustgarten. Vielleicht gedeiht darin eine bunte Mischung: der Quickie als Einschlafhilfe, eine genussvolle Vibratornummer sowie ein ausgedehntes Massageritual. Oder was immer für Sie passt. Lassen Sie Ihre Selbstliebe jedes Mal zu einem richtig schönen Erlebnis werden.

Frieden und Freundschaft mit dem eigenen Körper

Kaum eine Frau ist zufrieden mit ihrem Äußeren. Selbst die wirklich gut aussehenden sind dauernd am Korrigieren, was mit den Jahren zu einem immer traurigeren Unterfangen wird. Wir haben nur diesen einen Körper. Wir können ständig im Krieg mit ihm leben oder ihn akzeptieren, wie er ist. Das bedeutet natürlich nicht, sich einfach gehen zu lassen, sondern sich mit den Schwächen zu arrangieren. Dann können Sie Ihre spezielle Schönheit genießen – und jede Frau ist schön.

Peter – ein blendend aussehender Mann – jobbte als Student als Paketbote, dabei machte er eines Tages folgende Erfahrung: »Als die Tür aufging, vergaß ich das Päckchen in meiner Hand und brachte vor Staunen kein Wort heraus. Vor mir stand die schönste Frau meines Lebens. Und sie war mindestens siebzig Jahre alt.« Ich wette, die Dame war im Reinen mit ihrer äußeren Erscheinung. Wer so viel innere Schönheit ausstrahlt, muss in tiefem Frieden mit sich selbst sein.

Diesen Frieden mit sich kann man durchaus fördern, zum Beispiel mit folgendem Selbstliebe-Ritual:

Schaffen Sie sich eine kuschelige Atmosphäre. Weiterhin benötigen Sie ein Fläschchen mit wohlriechendem Massageöl und einen improvisierten Thron, aus Kissen, direkt vor einem Spiegel platziert, in dem Sie sich von Kopf bis Fuß sehen können.

Setzen Sie sich nackt auf Ihren Thron, und betrachten Sie Ihren Körper. Lauschen Sie kurz, aber wirklich nur kurz, den kritischen Bemerkungen, die garantiert in Ihrem Kopf auftauchen werden: »Mein Busen hat auch schon mal besser ausgesehen, und erst die Speckfalte, ich sollte unbedingt abnehmen ...« Bekanntes Blablabla, oder?

Und jetzt entscheiden Sie sich dafür, die nächsten zehn Minuten diese Bewertungen zu unterlassen. Atmen Sie tief durch, und akzeptieren Sie das, was da vor Ihnen sitzt: »Dies ist mein Körper, ich habe nur diesen einen, und er ist genau so, wie ich ihn in diesem Spiegel sehe.« Sprechen Sie es ruhig laut aus.

Anschließend geben Sie etwas Massageöl in die rechte Hand, und beginnen Sie, den linken Arm zu massieren. Fangen Sie mit dem Oberarm an, danach folgen Ellbogen, Unterarm, Hände, jeder einzelne Finger – je aufmerksamer Sie das tun, desto besser. Murmeln Sie etwas wie: »Dies ist mein linker Arm, und ich bin froh, dass ich ihn habe. Es ist ein guter Arm, vielleicht ein bisschen zu mollig, aber im Großen und Ganzen ist er in Ordnung. Lieber Arm, du bist ein Teil meines Körpers, und ich ehre dich.«

Auf diese oder ähnliche Weise gehen Sie Ihren ganzen Körper durch – Arme, Beine, Bauch, Brust, Gesicht, Unterleib. Sprechen Sie auch mit Ihrer Vagina, Ihren Genitalien, sie haben Zuwendung nötig.

Lauschen Sie Ihrem inneren Dialog. Negative Bewertungen werden immer wieder auftauchen und Ihnen einen Strich durch die Rechnung machen wollen. Ihre Aufgabe ist es, sie hartnäckig ins Positive zu wenden. Auch wenn es sich um »wirkliche« Problemzonen handelt, sollten Sie nichts unversucht lassen: »Lieber Busen, du bist so ein armes, mickriges Ding, aber ich will heute lieb zu dir sein und nicht immer nur an eine Brustvergrößerung denken. Also, du kleiner Busen, du bist ein Teil meines Körpers, weshalb ich dich jetzt ehre. Und eigentlich passt du auch recht gut zu mir, ich bin ja selbst ein wenig schüchtern ...« Sie werden staunen, wie gut das tut.

Eine Teilnehmerin einer Frauengruppe sagte einmal nach diesem Ritual: »Ich habe so einen dicken Kloß im Hals bekommen, als mir klar wurde, wie ich mich ständig nur fertiggemacht habe, immer nur das gesehen habe, was mich störte. So würde ich meinen ärgsten Feind nicht behandeln, wie ich bisher mit meinem Körper umgegangen bin.«

Erlauben Sie sich, berührt zu sein. Nehmen Sie sich zum Abschluss selbst in den Arm, und wiegen Sie sich wie ein Baby. Und wenn das Ja zu Ihrem Körper Ihre vitalen Lebensgeister freigesetzt hat, können Sie sich gleich erotisch weiterverwöhnen.

Das Selbstliebe-Ritual ist eine Zeremonie, die Sie gelegentlich und stets sehr aufmerksam begehen sollten. Schon bald werden Sie bemerken, dass Sie sich anders betrachten.

Wildes Mädchen

Wir Frauen sind es gewohnt, unsere Sexualenergie zu zügeln. Das hat gute Gründe, schließlich will man nicht mit jedem gleich ins Bett hüpfen. Aber Ängste oder das starke Bedürfnis nach Kontrolle können das Zurückhalten der Energie zu einem festen Muster werden lassen. Sehnlichst wünscht man sich dann, sich gehen lassen zu können, ein wenig hemmungslos zu werden. Nur wie?

Oder gehören Sie zu den Frauen, die erst viel Liebe, Nähe und Gefühl brauchen, um sexuell ansprechbar zu sein? Wenn Sie auch in diesem Fall gern ein wenig direkter wären, wird es Ihnen guttun, Ihre Sexualenergie im Becken richtig kraftvoll zu spüren.

Wie auch immer: Um das »wilde Mädchen« in Ihnen aufzuwecken, gestatten Sie sich in einem ungefährlichen Raum mit sich selbst ungebärdig und ungezogen zu werden. So können Sie vielleicht sogar der derben Seite Ihrer Sexualität begegnen. Da diese pure sexuelle Kraft anfangs durchaus erschreckend sein kann, sollten Sie achtsam mit sich selbst sein. Gehen Sie nur so weit, wie Sie sich wohlfühlen. Tun Sie nichts, was Ihnen komplett gegen den Strich geht. Folgen Sie spielerisch Ihrer wilden Lust:

Ziehen Sie etwas Lockeres an, und bereiten Sie vier Musikstücke vor, die Sie mögen und die eine positive Wirkung auf Sie haben. Zuerst brauchen Sie etwas Melodisches, um in die Bewegung hineinzufinden, danach, als zweites Stück, ein rhythmisches Lied – Trommelklänge oder Rockmusik mit ordentlichen Bässen. Danach wählen Sie etwas zum Abtanzen und als Schluss eine ruhige Nummer fürs Herz. Günstig ist es, wenn alle Songs ohne Pause hintereinander folgen, dann müssen Sie sich nicht als Discjockey betätigen, sondern können sich Ihrem Erleben hingeben.

Aktivieren Sie sich zum melodischen Song: Wärmen Sie sich mit fließenden Bewegungen auf, drehen Sie sich, lassen Sie Ihre Arme fliegen, erobern Sie den ganzen zur Verfügung stehenden Raum. Begleitet von tiefen Atemzügen dürfen Sie auch Ihr Becken aktivieren und sinnlich kreisen lassen.

Powern Sie zur rhythmischen Nummer: Stellen Sie sich breitbeinig hin, und beugen Sie die Knie leicht. Beginnen Sie damit, beide Fersen zu heben und anschließend wieder auf den Boden plumpsen zu lassen. Frauen mit schwachem Beckenboden sollten mit Erschütterungen etwas vorsichtiger umgehen. Ansonsten kann es aber sehr angenehm sein, einmal stark »aufzutreten«. Spüren Sie der Vibration im gesamten Körper nach.

Wenn Sie davon genug haben, stemmen Sie die Hände in die Hüften und beginnen Sie, das Becken rhythmisch zu wiegen: Kippen Sie es beim Einatmen ins Hohlkreuz, beim Ausatmen richten Sie es auf, dabei spannen Sie den Beckenboden kräftig an. Wenn Sie Lust dazu verspüren, lassen Sie sich von der Musik in stärkere Bewegungen hineinlocken, sodass Sie geradezu ordinär mit dem Becken stoßen.

Es sieht Sie ja niemand bei Ihrem Tun, Sie können niemanden auf falsche Gedanken bringen, aber Ihre Power ordentlich wecken. Oft taucht dabei Wut auf, drücken Sie sie ruhig aus! Machen Sie den Mund auf, und lassen Sie heraus, was heraus will – meist wird es ein »Hah!« oder »Huh!« sein. Manchmal wird das »Hah!« auch zum »Ja!«, und eine wilde Freude kommt zum Vorschein: »Ja! Ich will! Leben, lieben, alles, jetzt!« Gönnen Sie sich diese feurige, erdige, kernige Erfahrung; es ist super, wenn Sie dabei außer Atem geraten.

Zum Abtanzsong drücken Sie sich aus: Ohne Pause geht es weiter, tanzen Sie so, wie Sie in der Disco niemals tanzen würden: verführerisch, wild, stark und ausdrucksvoll. Lassen Sie zu, dass die Bewegungen geschehen, ohne dass Sie sie steuern, und beobachten Sie, was sich über Ihren Tanz ausdrückt, was für Facetten Ihrer Weiblichkeit sichtbar werden.

Und bei der Herznummer geht es ums Harmonisieren: Setzen Sie sich bequem, aber aufrecht hin, schließen Sie die Augen, und spüren Sie in Ihren Körper hinein. Vielleicht pulst und kribbelt es jetzt überall. Legen Sie Ihre Hände auf den Unterbauch, lächeln Sie, und stellen Sie sich vor, Ihre inneren Organe freundlich anzublinzeln. Wenn Ihnen nicht nach Lächeln zumute ist, dann ziehen Sie nur die Mundwinkel nach oben – das funktioniert genauso. Sie können sich auch eine Farbe vorstellen, in die Sie Ihr Becken tauchen wollen; Rot oder Orange verstärken Energie und Wärme, Gelb und Grün harmonisieren, Blau und Lila beruhigen. Schließen Sie das Ritual ab, indem Sie beide Hände über Ihr Herz legen und tief und bewusst in Ihren Brustraum atmen.

Dieser Tanz in vier Phasen bewegt oft einiges:

»Nach der Trennung von meinem Freund, der ein ewiges Gezerre vorausgegangen war, habe ich das ›wilde Mädchen‹ einen ganzen Monat lang fast jeden Abend getanzt. Das hat mir unheimlich gutgetan. Wegen der Nachbarn konnte ich zwar nicht zu sehr auf dem Boden aufstampfen, aber ich hab's mir trotzdem ganz schön gegeben. In dieser Zeit hatte ich nachts heftige Träume, in denen ich verfolgt und bedroht wurde. Ich glaube, das hatte damit zu tun, dass in meiner Familie ein anständiges Benehmen das Wichtigste überhaupt war. Und wenn ich das ›wilde Mädchen‹ getanzt habe, da war ich nicht anständig, nein! Mein Ex hätte es auch nicht gut gefunden! Das hat mir klargemacht, wie er immer versucht hat, mich zu maßregeln. Jetzt fühle ich mich viel freier.«

Selbstliebe für Männer: Ab ins erotische Trainingslager

Verzichten Sie auf Junkfood-Sex

Sich schnell mal einen runterzuholen ist Junkfood-Sex. Wer sich als Mann erotisch entwickeln will, sollte Pornos und das Kino im Kopf herunterfahren – denn sie machen die Lust schnell verfügbar und unverbindlich. Lernen Sie lieber, sich zu genießen, und nutzen Sie den Solosex auch als Trainingslager für die schönsten Stunden zu zweit. Tun Sie es lieber seltener, dafür mit Aufmerksamkeit und guten Gedanken.

Sie können sich mit Sex abreagieren, wenn Sie Stress haben. Das funktioniert, verstärkt aber Gewohnheiten, die Sie zu einem schlechten Liebhaber machen. Treiben Sie Sport, wenn Sie sich abreagieren müssen, erschöpfen Sie sich körperlich, das ist besonders wichtig, wenn Sie Kopfarbeiter sind. Aber Ihre Solonummer sollte nicht als Müllkippe für schlechte Energie herhalten, sondern ein Entstehungsort für gute sein!

Am meisten Energie behalten Sie im Körper, wenn Sie auf die Ejakulation verzichten. Aber auch wenn Sie einen Samenerguss haben, können Sie Ihre Vitalenergie so lenken, dass Sie hinterher nicht völlig erschöpft sind. Wenn Sie lernen, diese kontinuierlich aufzubauen, werden Sie sich körperlich und geistig ständig wohler fühlen. Dann kann es gut sein, dass Sie viel seltener Frust haben, den Sie mit Sex abreagieren möchten.

Lassen Sie nicht zu, dass Ihre Orgasmen schneller, billiger und letztlich unbefriedigender werden, der Sex mit der Partnerin immer flauer. Sie können es besser. Begeben Sie sich freiwillig ins Trainingslager für anspruchsvolle Erotik.

Mal ganz ohne Porno

Verabreden Sie sich mit sich selbst zu gutem Solosex, nicht zur schnellen Triebabfuhr. Widerstehen Sie mannhaft dem Bedürfnis nach einem schnellen Schuss, wenn die Lust Sie gerade überkommt, und wählen Sie bewusst eine Gelegenheit, wo Sie ungestört sind und genügend Zeit haben.

Versuchen Sie sich möglichst ohne Pornos in Stimmung zu bringen, auch wenn die Erektion am schnellsten durch geile Bilder steht. Bleiben Sie mit Ihren Fantasien möglichst bei »normalen«, einfachen Sexpraktiken. Anstatt sich nur irgendetwas Scharfes vorzustellen und ansonsten passiv zu bleiben, können Sie Ihren Körper stärker mit erotischen Inhalten verbinden, indem Sie zum Darsteller Ihres eigenen Films werden. Atmen Sie tief, bewegen Sie

Ihr Becken möglichst vielseitig, und halten Sie Ihre vorgestellte Partnerin ruhig ein wenig hin!

Verlangsamen Sie Ihr Solospiel, folgen Sie nicht dem ersten Impuls, gleich zum Orgasmus zu stürmen. Fassen Sie Ihren Penis nicht so hart an, zögern Sie Ihren Höhepunkt hinaus, lassen Sie sich in Wellen zum Gipfel tragen. Dazu müssen Sie ab und zu innehalten oder sich langsamer und sanfter stimulieren. Atmen Sie dabei wieder tief und gleichmäßig, und dehnen Sie sich aus. Wenn der Orgasmus kommt, beobachten Sie, ob Sie Ihr Gesicht dabei verzerren wie jemand, der mit bloßen Händen einen Güterzug aufhalten muss. Lächeln oder lachen Sie sich lieber in Ihre Ejakulation hinein. Wenn Sie weit und groß werden, schaffen Sie Platz für die Orgasmusenergie, dann schießt sie nicht nur geradewegs heraus, sondern energetisiert Ihren Körper. Erlauben Sie sich, das Feuerwerk voll und ganz zu genießen. Danach werden Sie erleben, dass Sie seltener Sex brauchen, aber viel mehr Befriedigung daraus ziehen.

Wenn Sie das alte Muster, die eilige Turbonummer durchzuziehen, erst durchbrochen haben, werden Sie bald auf den Geschmack kommen und noch mehr wollen.

In der Meisterklasse spielen

Natürlich kann man Erdbeeren auch grün essen. Oder hellrot. Aber wer warten kann, erntet vollreife, süße Früchte. Den Orgasmus hinauszögern zu können und ihn dadurch reif und saftig werden zu lassen, das sollte jeder Mann beherrschen – und ganz besonders dann, wenn sein bester Freund unzuverlässig ist. Sowohl bei Erektionsschwäche als auch bei vorzeitiger Ejakulation wird das Muskelspiel mit dem Beckenboden hilfreich sein.

Viele Männer verlieren ab einem bestimmten Erregungsniveau völlig die Übersicht und kennen ihren Punkt ohne Wiederkehr nur ungefähr, weil die Gier nach dem Orgasmus die Steuerung übernimmt. Meist verspannen sie sich mit steigender Erregung am ganzen Körper und halten die Luft an. Den nächsten bewussten Gedanken haben sie dann beim Aufwachen ... Das können Sie ändern, und es wird Ihrem Vergnügen nicht zum Nachteil gereichen.

Bringen Sie sich langsam hoch – sparsam mit Pornos, reichlich mit Körpereinsatz. Lassen Sie sich Zeit, um warm zu werden, dann ist die Gefahr nicht so hoch, dass Sie schnell überhitzen und durchbrennen. Stimulieren Sie sich so bis nahe an Ihren Höhepunkt heran.

Lassen Sie sich jetzt nicht einfach von der Erregung mitreißen, sondern bleiben Sie präsent. Sobald Sie das Pulsieren im Penis spüren, mit dem sich Orgasmus und Ejakulation ankündigen, müssen Sie lernen, sich zu entspannen und dem unbedingten Drang, nur noch weitermachen zu wollen, zu widerstehen. Wenn Sie es nun schaffen, gezielt nur den Beckenboden anzuspannen, verschwindet die Erregung nicht, sondern wird in den Körper geleitet. Das fühlt sich orgastisch an, ohne dass Sie schon am Ende sind! Ihre Erregung bleibt auf einem bestimmten Level. Atmen Sie, stöhnen Sie, aber Hände weg vom Dynamit! Streichen Sie die Energie hoch zum Bauch, füllen Sie sich damit auf. Sie dürfen sich aufführen wie ein gefesseltes Tier, aber halten Sie die Energie innen drin.

Bleiben Sie gelassen, auch wenn die Erektion weicher wird. Üben sie, mehrmals Anlauf zu nehmen, und geben Sie sich zum Schluss ganz bewusst das »Go« zum Gipfel. Verabschieden Sie sich dabei von Ihren erotischen Fantasien. Wenn das Erregungsniveau hoch genug ist, braucht es keine visuelle Stimulation mehr zum Orgasmus, Sie können Ihre Aufmerksamkeit voll und ganz Ihrer lustvollen Körperlichkeit widmen. Atmen Sie, dehnen Sie sich aus, lassen Sie den Orgasmus langsam kommen – und Sie werden merken, er wird viel tiefer und intensiver sein, als wenn Sie sich möglichst schnell hochjagen.

Männer, die auf diese Weise in der Selbstliebe experimentieren, erreichen eine spannende Vielfalt des Erlebens:

»Sobald sich das Pornokino in meinem Kopf einschaltet, geht es rasant auf den Höhepunkt zu. Derzeit übe ich, es abzustellen und mich ganz langsam weiter zu stimulieren, auch wenn ich jedes Mal die Befürchtung habe, dann keinen Orgasmus zu erleben. Aber er kommt zuverlässig und ist überall im Körper zu spüren. Das finde ich mittlerweile viel befriedigender als die schnelle Nummer.«

Herz und Sex verbinden

Wenn Sie Ihrer Partnerin beim Sex stärker emotional begegnen möchten, ist die folgende Praxis ein guter Weg:

Bringen Sie sich möglichst reizarm und genussvoll auf ein mittleres bis hohes Erregungsniveau, und hören Sie dann mit der gezielten Stimulation auf. Beginnen Sie jetzt, Ihre Sexenergie zu verteilen und nach oben zu bringen, indem Sie mit beiden Händen vom Unterleib zum Herz hochstreichen und über die Seiten wieder nach unten. Atmen Sie tief und voll durch. Stellen Sie sich vor, die Sexenergie tatsächlich zum Herzen hochzuziehen und sie auch da zu spüren. Oft entsteht dabei ein angenehmes Gefühl von Weite.

Verteilen Sie die Energie mit diesen kreisenden und streichenden Bewegungen über Ober- und Unterkörper, solange Sie möchten. Danach stimulieren Sie sich wieder, sodass Sie längere Zeit auf einem lustvollen Plateau der Erregung verweilen. Manche Männer erleben nach einigen abwechselnden Phasen von Erregungsaufbau und Energieverteilung einen vibrierenden Ganzkörperorgasmus, der natürlich in der Intensität mit einem normalen Orgasmus nicht zu vergleichen ist, aber eine durchaus geschätzte Variation darstellt.

Als Abschluss können Sie sich weiter stimulieren und einen möglichst unaufgeregten, also »herzlichen« Orgasmus geschehen lassen. Oder Sie wählen, nicht zu ejakulieren und vom Erregungslevel herunterzukommen. Das fällt sehr schwer, ist aber lohnend.

Wenn Männer älter werden, kommen sie manchmal sogar von selbst auf neue Wege: »Ich habe früher wahnsinnig oft masturbiert. Teilweise zwanzigmal am Tag. Als junger Mann hat mir das auch nichts ausgemacht, aber mittlerweile spüre ich danach so ein Energieloch. Irgendwie fühle ich mich besser, wenn ich mit mir spiele, mich ein paar Mal hochbringe, aber der Saft drinbleibt. Immer schaffe ich es nicht, auf den Orgasmus zu verzichten, der ist eben doch das Schönste. Aber ich merke, dass mir der sparsamere Umgang mit meinen Höhepunkten guttut. Ich fühle mich ausgeglichener, wohler und habe danach auch mehr Energie.«

Wenn Sie auf diese Weise Selbstliebe praktizieren, werden Sie zum Gourmet und zu einem wunderbaren Liebhaber. Und können gemeinsam mit Ihrer Partnerin spielerisch in der Liebe weiterlernen.

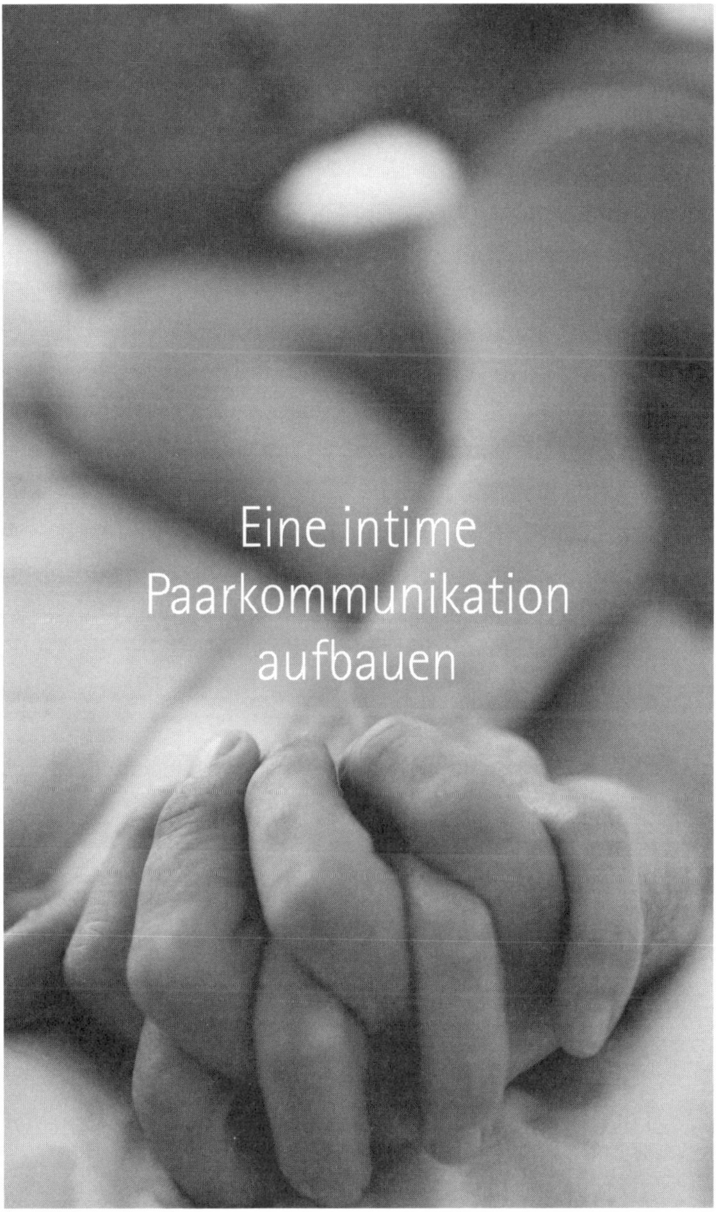
Eine intime
Paarkommunikation
aufbauen

Schweigen heißt Verweigern

Vielen Menschen ist es peinlich, über Sexualität zu sprechen, und wenn sie es doch tun, sind sie davon überzeugt, dass es nichts bringt. Sie gehen von einer seltsamen und vielfach unbewussten Annahme aus: nämlich dass in der körperlichen Liebe alles von selbst passiert, dass man schon weiß, was zu machen ist.

Schweigen hat auf dem Gebiet der Sexualität durch alte Tabus Tradition, und eine Sprache der Liebe wird uns nirgendwo beigebracht. Wenn man nie gelernt hat zu kochen, beginnt man sein Leben als Erwachsener häufig mit Tiefkühlpizzen. Ähnlich karg ist nicht selten die Kommunikation über Liebesangelegenheiten, dabei ist sie für die Erotik so wichtig wie das gekonnte Kochen für das Zubereiten leckerer Speisen.

Miteinander sprechen müssen wir auch deshalb, weil die gemeinsame Sexualität vielfach ein Minenfeld ist. Bei manchen Paaren verstecken sich mehr Sprengkörper im Untergrund, bei anderen weniger. Um die Minen im Laufe der Zeit zu räumen, brauchen Sie eine funktionierende Kommunikation. Dafür finden Sie hier einige Hilfestellungen. Voraussetzung ist, dass die Bereitschaft zur Verständigung vorhanden ist, sonst bleiben die nachfolgenden Anregungen leere Worthülsen. Doch wenn Ihre Partnerschaft gut gegründet ist und Sie Spielräume für Entwicklung haben, ist eine vielseitige Sprache der Liebe die Grundlage für eine aufregende erotische Entdeckungsreise zu zweit. Mit ihr schaffen Sie das nötige Vertrauen, können auch über Schwieriges sprechen und Ihre Wünsche gemeinsam erforschen.

Sich über Intimes austauschen zu können schafft zwischen Ihnen einen geschützten inneren Raum – und den benötigen Sie für eine Sexualität mit Leib und Seele. Man kann vielleicht problemlos Sex mit einem Menschen haben, dessen Namen man nicht einmal kennt. Es kann sogar heiß und intensiv sein – innig jedoch nicht.

Um sich einzulassen, braucht es emotionale Offenheit, über alles reden zu können. So besteht die Chance, auch heikle Erfahrungen mit dem Partner zu teilen. Je mehr man sich gegenseitig verschweigt, desto oberflächlicher wird das Erleben. Je mehr man wagen und integrieren kann, desto tiefer wird die sexuelle Erfüllung.

»Hast du mal Lust, das und das auszuprobieren?«

Erwarten Sie von Ihrem gemeinsamen Liebesleben mehr als das, was gerade läuft? Dann wird der nächste Schritt sein, Ihren Partner dazu einzuladen, in der Sexualität weiterzugehen, sie mit neuer Energie zu beleben, gemeinsam zu wachsen.

Sie können das mit der beiläufigen Frage tun: »Hast du mal Lust, das und das auszuprobieren?« Kleine Schritte können genau richtig für Sie sein.

Wenn Sie sich jedoch eine intensivere Entwicklung wünschen und nicht nur ein unverbindliches Ausprobieren, sollten Sie eine Frage wie diese stellen: »Wollen wir gemeinsam einen Weg gehen?«

Wenn Sie darauf einen lächelnden Blick als Antwort erhalten, auch einen Satz wie: »Ja, gern, ich freu mich darauf«, können Sie sich zu Ihrer Partnerschaft beglückwünschen. In allen anderen Fällen: Geben Sie nur nicht gleich auf! Nicht jede muffige Entgegnung ist wirklich so gemeint. Mit achtsamer Kommunikation kann man so manches Nein in ein Ja verwandeln.

Bekommen Sie auf Ihre Anfrage Sprüche wie diese zu hören: »Jetzt auf einmal!«, »Für so etwas haben wir doch keine Zeit« oder »Was passt dir denn nicht?«, so deutet dies auf vorhergegangene Kränkungen hin oder auf Ängste – es ist stets leichter, etwas abzublocken, als sich auf Veränderungen einzulassen. Aber nicht immer ist das besser.

Wenn Sie verhindern wollen, dass Ihre Anfrage binnen weniger Sekunden ad acta gelegt wird, sollten Sie darauf achten, wie Sie auf eine ablehnende Antwort reagieren. Ein Beispiel:

Ihr Partner sagt: »Das bringt doch nichts, davon wird unser Sex nicht besser, das liegt doch alles nur an deiner verklemmten Erziehung.« Die Gefahr ist groß, dass Sie zurückschießen: »Jetzt fang nicht wieder damit an. Das stimmt überhaupt nicht. Die Wahrheit ist, du entziehst dich einfach!« Wenn man es schafft, nicht jedes Mal reflexhaft zurückzubellen, wenn man sich angegriffen, missverstanden oder beleidigt fühlt, sondern bei der eigenen Wahrheit bleibt, kann es anders laufen. Dann antworten Sie vielleicht so: »Ich möchte es aber gern. Ich habe den Wunsch, dich zu spüren, dir anders zu begegnen, neue Seiten von dir kennenzulernen.«

Wenn Sie Ihre Wünsche klar und liebevoll formulieren, besteht eine reale Chance, dass aus dem »Jetzt auf einmal!« ein »Schön, dass du willst!« wird. Aus dem »Für so etwas haben wir doch keine Zeit« ein »Wir nehmen uns wichtig genug« und aus dem »Was passt dir denn nicht?« ein »Lass uns unsere erotischen Wünsche erforschen«. Ist das gegeben, können Sie richtig einsteigen. Wie gesagt: Für eine Sexualität mit Leib und Seele braucht es die Bereitschaft von beiden, wirklich mitzumachen.

Eigentlich lieben wir uns doch

Oft ist unser Kommunikationsverhalten verletzend, ohne dass wir das wollen, beabsichtigen oder begreifen. »Das habe ich nicht so gemeint!« ist ein Kernsatz bei allen Missverständnissen, die nicht nur verbal, sondern auch nonverbal ablaufen können. Auf eine bestimmte Weise den Mundwinkel zu verziehen oder ein unpassendes Lachen können bereits sehr verletzend sein. Und die Diskussionen, die sich darüber entspinnen, sind selten fruchtbar. Meist haben wir es nicht besser gelernt, weil schon unsere Eltern mit unproduktivem Herumstreiten ihren Beziehungsfrust vertieft haben.

Jeder kennt das: Eigentlich will man sich nur über ein bestimmtes Thema austauschen, und dann ist man plötzlich bei Grundsatzdebatten, landet bei Vorwürfen, und womöglich endet das Gespräch sogar im Streit. Oder man wiederholt ständig die gleichen Argumente, wodurch man sich zwangsläufig im Kreis dreht. Da unbewusste Kommunikationsmuster so häufig sind, hier ein paar Anregungen, wie man sie verbessern und so den Austausch über erotische Themen fruchtbarer gestalten kann.

Zu den wahren Wünschen finden

Kennen Sie im Bett Wortwechsel wie diese?

»Fummle doch nicht immer so hektisch rum!« – »Kann man es dir eigentlich auch recht machen?«

»Du gibst dir überhaupt keine Mühe!« – »Wie soll ich auch, wenn von dir nie was zurückkommt?«

»Du könntest dir doch mal was Netteres anziehen.« – »Aber ich komme mir verkleidet vor in dem Zeug, das dir so gefällt!«

Den Aussagen vor den Gedankenstrichen sieht man nicht unbedingt an, dass sie versteckte Wünsche sind. Und die Antworten, die meist wie aus der Pistole geschossen kommen, sind keine überlegten Antworten, sondern instinktive Reaktionen. Das ist ein wichtiger Unterschied, der für den Fortgang der Unterhaltung Folgen hat.

Wenn wir die ungeschickt formulierten Wünsche und Sehnsüchte genauer betrachten, enthalten sie heimliche oder offene Vorwürfe. Zwischen den Worten schwingt mit: »Du machst mir Stress«, »Du bist nicht richtig«, »Du sollst dich ändern«.

Anklagen – auch verdeckte – werden zu Recht als Angriff wahrgenommen, und unsere Reaktion darauf ist Gegenangriff oder Unterwerfung. Oft folgt darauf das typische und sehr frustrierende Argumente-Pingpong, das nie zu einer wirklichen Lösung führt. Man kennt zwar die eigenen Rechtfertigungen und die des Partners, aber der jeweils andere will sie nicht akzeptieren. So eskaliert die Situation. Oder man beendet sie einfach irgendwann genervt.

Damit das nicht geschieht, muss man lernen innezuhalten. Eine instinktive Reaktion erfolgt blitzschnell und spontan, doch für eine wirkliche Antwort braucht es etwas länger.

Also: nicht gleich kontern. Und wenn Sie sich und Ihren Partner aus der Kommunikationsfalle befreien wollen, sollten Sie sich darin üben, Du-Botschaften sein zu lassen und zu Ich-Botschaften zu finden. Nur so entdecken Sie am ehesten die dahinterliegenden, die wahren Vorstellungen. Anstatt mit einer schnellen Reaktion zu parieren, stellen Sie lieber gute Fragen – damit laden Sie den Partner ein, sich zu öffnen.

Bei den obigen drei Beispielen könnte es mit folgender Frage gelingen: »Was wünschst du dir wirklich?« Als Antworten könnten dann kommen:

»Ich wünsche mir, sanft und mit mehr Gefühl berührt zu werden. Du kannst ruhig ein wenig drücken, das mag ich gern.«

»Ich bin traurig darüber, dass du so wenig Interesse an der körperlichen Begegnung mit mir hast.«

»Ich finde hübsche Wäsche einfach total anziehend und würde dich gern darin bewundern.«

Solche Aussagen führen in der Kommunikation weiter, da sie nicht verletzend sind und keine patzigen Entgegnungen provozieren.

Aber achten Sie bei der Suche nach den Ich-Botschaften darauf, dass manche Sätze, die mit Ich beginnen, in Wahrheit versteckte Du-Botschaften sind: »Ich finde, du solltest ...« Oder: »Ich wünsche mir, dass du ...« Suchen Sie nach den wahren Ich-Botschaften, Sie erkennen sie daran, dass Sie nicht mehr recht haben wollen, sondern mit Ihren Emotionen in Kontakt sind.

Du-Botschaften sind deshalb so verführerisch, weil derjenige, der sie austeilt, die Schuld erst mal dem anderen gibt und seinen Standpunkt damit stärkt. Wer hingegen sein Gefühl benennt, nimmt die scheinbar schwächere Position ein, da er sich öffnet und folglich verletzlich wird. Wenn Sie dies aber wagen, beweisen Sie wirklichen Mut. Sie lernen sich und den Partner besser kennen, stärken Ihre Autonomie und bereiten den Boden für Wahrheit in Ihrer Beziehung.

Aus der Endlosschleife aussteigen

Streitereien lassen sich selten mit Argumenten lösen. Trotzdem ist die Versuchung groß, beharrlich an diesen festzuhalten, weil uns erst einmal nichts anderes einfällt. Zugleich geht es aber tendenziell ums Rechthaben, wobei Letzteres eigentlich bedeutet: »Ich will, dass du meine (emotionale) Wirklichkeit akzeptierst.« Und das kann der Partner nicht, weil er sich in seiner eigenen abgelehnt fühlt. So stecken wir in einer Endlosschleife fest. Beide Partner leiden – bis es gelingt, auf eine andere Ebene zu gehen. Jeder kennt diese Erfahrung, dass man einen Streitpunkt plötzlich anders sieht, Abstand dazu hat, alles von oben betrachten kann. Es bedeutet, sich nicht mehr ausschließlich mit der eigenen Meinung zu identifizieren, sondern zusätzlich eine objektive Ebene einnehmen zu können. Diese konstruktive Gesprächshaltung können wir fördern – und damit gelangen wir zu echten Lösungen.

Lassen Sie die Vorstellung los, alles ausdiskutieren zu müssen. Aber ziehen Sie sich nicht beleidigt und genervt zurück. Bleiben Sie in Kontakt mit Ihrem Partner. Und versuchen Sie »größer« zu werden als das Problem, damit Sie es betrachten und als Teil Ihrer gemeinsamen Wirklichkeit akzeptieren können. Vielleicht liegt Ihnen die folgende Methode in vier Schritten:

1. Halten Sie inne, und nehmen Sie wahr, dass Sie in einer Endlosschleife gefangen sind.

2. Beobachten Sie die Argumente, die Sie auf der Zunge haben. Nehmen Sie Ihre Empörung wahr, dass der Partner Sie nicht verstehen will, obwohl Sie sich sicher sind, dass Sie sich keineswegs irren. Registrieren Sie das, was in Ihnen brodelt und danach drängt, gesagt zu werden. Atmen Sie ganz tief durch, und lassen Sie es los. Die Meinungsverschiedenheiten sind da, es gilt nicht, sie zu leugnen oder den eigenen Standpunkt aufzugeben. Aber lassen Sie trotzdem innerlich los. Schweigen Sie gemeinsam. Schauen Sie sich an. Wenn Sie es schaffen, an diesem Punkt Ihre Liebe füreinander zu spüren, kommen Sie auf diese andere Ebene.

3. Versuchen Sie den gemeinsamen Wunsch hinter dem Streit zu finden. Fangen Sie an mit einem Satz wie: »Eigentlich sehnen wir uns beide danach, dass ...«

4. Formulieren Sie jeder für sich eine eindeutige Ich-Botschaft, die Ihre beteiligten Gefühle enthält. Finden Sie zu Ihren Wünschen, stehen Sie zu Ihren Emotionen, erkennen Sie sie wechselseitig an, auch wenn das bedeutet, dass es nicht gleich eine Lösung für Ihre Differenzen gibt.

Eine andere Möglichkeit, um zusammen eine neue Ebene zu finden, ist eine interessante Visualisierung, die sich »Auf den Schrank setzen« nennt:

Wenn Sie zu der Einsicht gelangt sind, dass bei Ihnen und Ihrem Partner gerade eine Endlosschleife läuft, stellen Sie sich Folgendes vor: Sie sitzen auf einem erhöhten Punkt im Raum, zum Beispiel auf dem Schrank, und schauen von dort herunter. Sie sehen da unten die beiden Streitenden, wie sie argumentieren, lamentieren und erklären. Aus Ihrer entspannten Perspektive erkennen Sie, dass die Konfliktpartner irgendwie das Gleiche wollen, es aber gerade nicht schaffen, einig zu werden. Sind sie nicht eigentlich ein schönes Paar, die beiden?

Der »Abstand« zu sich selbst, der durch diese Visualisierung erzeugt wird, hilft dabei, sich nicht so stark mit den Problemen zu identifizieren. Sie sind nicht das Problem, sie haben eins. Das tut sehr gut. Wenn es Ihnen gelingt, gemeinsam mit Ihrem Partner auf dem Schrank zu sitzen und sich voll Mitgefühl anzulächeln, haben Sie einen großen Schritt getan, um einer Lösung näher zu kommen, auch ohne einen einzigen Streitpunkt auszudiskutieren.

Können Sie auf diese Weise Differenzen entschärfen, wird es Ihnen möglich, gemeinsam weiterzugehen. Lernen Sie sich besser kennen, schaffen Sie mehr und mehr Verständnis für sich selbst und den anderen. Tauschen Sie sich aus über Intimes, tiefer als bisher.

Von der Seele reden

»Erst du, dann ich« – ein Schutzraum für heikle Themen

Selbst Paare, die offen füreinander sind und ansonsten gut miteinander kommunizieren, können beim Thema Sexualität ins Stammeln geraten oder gar in einer Sprachlosigkeit verharren. Dabei wirken sich gute Gespräche über alles, was unsere Erotik beeinflusst, befreiend aus und bringen Paare einander näher. Doch eine Gesprächskultur über alles Intime müssen wir uns meist bewusst erarbeiten.

Verabreden Sie sich zu einem regelmäßigen Austausch.

Das löst häufig Widerstände aus. Natürlich kann man sich auf den Standpunkt stellen, dass solche künstlich arrangierten Unterhaltungen Blödsinn sind und dass sich so etwas ergeben muss. Etwa mit der gleichen Berechtigung könnte ein Chef seinem Angestellten sagen, dass sich eine Gehaltsverhandlung schon ergeben wird, irgendwann. Die Wahrheit ist, dass es ungewohnt oder unangenehm ist, über sexuelle Themen zu sprechen. Man hofft auf eine Gelegenheit, in der man emotional aufgeheizt oder gar betrunken ist und die Kontrolle über sich verloren hat. Das sind selten gute Gelegenheiten für einen wirklichen Austausch.

Schaffen Sie bessere Situationen, es lohnt sich. Eine sehr hilfreiche Methode, um intime Gespräche zu führen, ist: »Erst du, dann ich.« Sie beinhaltet bestimmte Regeln und bietet dadurch einen abgesteckten Rahmen, um die Sprachlosigkeit zu überwinden.

Bei der Wahl des Ortes, an dem Sie so ein Gespräch führen wollen, lassen Sie sich am besten von Ihren Bedürfnissen leiten: Sie können sich dazu im Schlafzimmer treffen, eine Kerze anzünden und sich im Schneidersitz gegenübersitzen. Oder Sie verabreden sich bei Ihrem Lieblingsgriechen in einer stillen Ecke zu einem Glas Wein. Wichtig ist nur, dass Sie möglichst ungestört sind; und schalten Sie auf alle Fälle die Handys aus:

1. Einer erzählt, der andere hört zu. Vereinbaren Sie vorher, wer anfängt und wie lange die Redezeit dauern soll (fünf, zehn oder fünfzehn Minuten – wenn möglich, stellen Sie einen Wecker). Sprechen Sie in dieser Zeit ohne lange Pausen; wenn Ihnen nichts mehr einfällt, wiederholen Sie bereits Gesagtes. Der Zuhörende darf keine Zwischenfragen stellen, auch keine Ratschläge erteilen.

Bei einem normalen Gespräch ist es oft so, dass man gar nicht richtig auf den Redenden achtet und auf das, was er sagt, sondern nur darauf wartet, dass man auf den Beitrag eine Antwort platzieren kann. Sie werden merken, wie ungewohnt es ist, nur zuhören zu dürfen. Es bedeutet nämlich, die Wahrheit des anderen erst einmal vollständig zu akzeptieren, ob sie einem gefällt oder nicht. Nehmen Sie Ihre Wünsche nach Richtigstellung, Ihr Unverständnis, Ihre eigenen guten Ideen wahr, aber äußern Sie sie nicht. Wenn Sie Mitgefühl und Anteilnahme verspüren, dürfen Sie dies hingegen ausdrücken, aber einzig über Mimik und Gestik.

2. Auch der Sprechende muss Regeln einhalten und sich bewusst beschränken – auf seine eigene innere Wahrheit. Diese sollte als Ich-Botschaft formuliert werden. Doch was tun, wenn uns als Erstes Anklagen an den Partner auf den Lippen liegen? »Du machst mich unglücklich, du bist nicht genug dies und machst nicht genug das ...« Fragen Sie sich in solchen Fällen einfach, was sein Verhalten in Ihnen auslöst. Bei einem Satz wie: »Du drehst dich nach dem Sex immer um« könnte dies Folgendes sein: »Ich fühle mich nach dem Sex unglücklich und allein gelassen.« So gelangen Sie zu einer wahrhaftigen Ich-Botschaft, und die wird Sie beide tiefer mit Ihren Gefühlen in Kontakt bringen.

3. Nachdem die Redezeit des ersten Partners beendet ist, werden die Rollen getauscht. Der andere bekommt genauso lang Gelegenheit, sich mitzuteilen, und es gelten die gleichen Bedingungen wie zuvor. Wichtig ist, dass der, der jetzt dran ist, auch wirklich seine eigene Geschichte erzählt und nach Möglichkeit nicht auf das antwortet, was der Partner zuvor gesagt hat. Es erscheint uns zwar höchst unlogisch, keine direkten Entgegnungen zu formulieren – wie soll man da zu einer Einigung gelangen? –, doch keine Angst, Ihre Ideen und Einwände gehen schon nicht verloren. Sie beide werden nach dem festgelegten »Erst du, dann ich«-Ablauf bestimmt noch

darüber »schwatzen«. In den festgelegten Redeintervallen geht es einzig um das Erforschen und Austauschen von inneren Wahrheiten – jeweils eines Partners. Und oft ist es sogar leichter, etwas auszusprechen, wenn der andere nicht konkret darauf antworten darf.

4. Sie können es bei einer Redezeit für jeden belassen oder eine zweite Runde anschließen. Beenden Sie das Ritual, indem Sie sich gegenseitig bedanken.

Diese Gesprächsform macht uns zu besseren Zuhörern – anteilnehmend und respektvoll. Sie ist ideal, um sich über die persönliche Vergangenheit und Tabus auszutauschen.

Mit alten Schmerzen liebt sich's schlecht

Jeder von uns hat unangenehme Erinnerungen, wenn es um die eigene sexuelle Biografie geht. Manche sind scheinbar schnell vergessen, andere wirken lange prägend nach. Sie führten dazu, dass wir uns in bestimmten Bereichen zurückgezogen und Mauern gebaut haben, vorsichtig sind, über einige Dinge nicht sprechen, sie erst recht nicht fühlen wollen. Alle Vermeidungsbemühungen machen das Erleben mit unserem derzeitigen Partner aber enger, kleiner, weniger bunt. Der Partner bringt seine eigenen Verletzungen mit, samt den Bypässen, seinen Umgehungsstrategien. Deshalb ist die Grundlage unserer Partnersexualität manchmal recht schmal – vor lauter Hindernissen bleibt nicht viel Raum übrig.

Wenn es Ihnen gelingt, vergangene Schmerzen und Verlegenheiten in einer guten, vertrauensvollen Atmosphäre mit dem anderen zu teilen, wird auf dem Boden des Verständnisses Heilung wachsen. Und die macht frei – frei für offene, kreative Sexualität.

Über alte Wunden kann man nicht schnell mal am Frühstückstisch plaudern. Mit der »Erst du, dann ich«-Methode schaffen Sie die richtige Atmosphäre für ein solches Vergangenheitsgespräch.

Kommen Sie miteinander in Kontakt, indem Sie sich in die Augen schauen, bei den Händen fassen und wieder loslassen. Beginnen Sie zu sprechen, sobald die Zeit läuft. Zwingen Sie sich nicht, über ein bestimmtes Ereignis zu berichten, wenn es Ihnen (noch) unangenehm ist. Aber verharren Sie auch nicht im Schweigen, das tun Sie vielleicht schon viel zu lang. Fangen Sie mit einer harmlosen Story an: »Also, mein allerersterr Schwarm war nicht wirklich der Hit. Ich fand ihn zwar ganz nett, doch ...«

Der Partner verfolgt einfach nur aufmerksam das, was Sie erzählen. Und dann gelangen Sie vielleicht vom ersten Zungenkuss mit Mundgeruch über den wunderschönen Sex mit Markus, der total süß war, zu Erlebnissen, die ganz und gar nicht schön waren – Nötigung, Abtreibungen, Abhängigkeiten. Bleiben Sie bei diesem Ritual strikt bei Erlebnissen aus der Vergangenheit und mit anderen Partnern – auch wenn Sie mit dem jetzigen schon zwanzig Jahre zusammen sind. Es geht darum, ein tieferes Verständnis dafür zu entwickeln, warum wir in der derzeitigen Beziehung so sind, wie wir sind.

Für den Partner ist es eine echte Herausforderung. Schließlich muss er neben den schlimmen Vorfällen auch verkraften können, dass es vor ihm vielleicht ebenfalls schöne Sexerlebnisse gab. Mit anderen Worten: Das Erzählte kann ihn verletzen. Konzentriertes, mitfühlendes und urteilsfreies Zuhören ist eines der größten Geschenke, das man einem Menschen machen kann. Es ist kostbar und schwierig gleichzeitig. Denn durch das Zuhören trägt man die Gefühle des anderen mit, und davor flüchten wir gern, indem wir zum Beispiel gute Ratschläge austeilen. Besonders bei schrecklichen Erlebnissen ist diese Versuchung groß. »Warum hast du damals nicht …« – Schlimmeres können Sie jemandem nicht sagen, der sich seit Jahrzehnten mit genau dieser Frage quält. Damit lassen sie ihn allein und signalisieren: »Ich hätte es besser gemacht!« Genauso kränkend ist das Beschwichtigen und Abwiegeln: »Lass doch gut sein, die Vergangenheit ist vorbei.« Es gibt nichts, was sich Betroffene sehnlicher wünschen, als dass die Vergangenheit vorbei sein möge. Aber prägende Ereignisse kann man nicht einfach verscharren, sie müssen ordnungsgemäß beerdigt werden und brauchen einen Grabstein, um sie am Spuken zu hindern. Einen liebevollen Zuhörer zu haben ist ein echter Segen bei diesem Prozess.

Nicht zu kommentieren, in verständnisreichem Zuhören zu bleiben, ist sehr anspruchsvoll. Aber lohnend! Wunden können dadurch geschlossen werden, es hilft, Illusionen loszulassen, auch, den notwendigen Grabstein zu setzen. Und es schafft eine Vertrautheit, die es insbesondere Opfern von sexueller Gewalt möglich macht, sich wieder ein kleines Stück weiter ins lustvolle Leben zu wagen – aus dem sie sich geflüchtet haben, oft verbunden mit Selbstvorwürfen.

Carla hatte ihrem Partner Philipp zum ersten Mal von den sexuellen Übergriffen eines Verwandten im Rahmen der »Erst du, dann ich«-Technik erzählt und dass ihre Mutter es wusste, aber ignorierte. Philipp hatte ihr schweigend zugehört, gelegentlich ihre Hand genommen und ihr mit kleinen anteilnehmenden Lauten signalisiert, dass er bei ihr ist. Für beide war es befreiend, dieses Erlebnis offenzulegen, da es ihre gemeinsame Gefühlswelt immer noch bestimmte, ihre

Sexualität beeinträchtigte. Philipp konnte danach verstehen, warum Carla sich manchmal abgekapselt hatte. Er bezog es jetzt nicht mehr auf sich, wenn sie das Bedürfnis verspürte, sich abzugrenzen, und Carla gewann durch sein aufrichtiges Mitfühlen tiefes Vertrauen zu ihm.

In früheren Beziehungen hatte sie oft schlechte Erfahrungen gemacht, wenn sie diesen Verwandten erwähnte. Es fielen Bemerkungen wie: »Warum hast du nicht sofort geschrien?« Oder: »Diesen alten Drecksack sollte man ...« Einer ihrer ehemaligen Partner verfiel in dumpfes Brüten, nachdem sie ihm davon berichtet hatte, wodurch sie sofort ein schlechtes Gewissen bekam. Wie hatte sie ihm bloß so etwas »Blödes« erzählen können? Nach dem lösenden Gespräch mit ihrem jetzigen Partner fiel ihr auf: »Eigentlich hatte ich immer das Gefühl, dass ich selbst schuld bin an allem.« Sein anteilnehmendes Zuhören gab ihr zum ersten Mal das Gefühl, keinen Fehler begangen zu haben. Dadurch gewann sie viel Kraft und Lebensfreude zurück.

Ein Fundament aus guten Gefühlen schaffen

Bei all den Problemen, die uns zu schaffen machen können, lohnt es sich wirklich, eine Beziehung durch seelenvollen Austausch zu pflegen und damit gesund zu erhalten.

Schmerzen erlebt man um ein Mehrfaches intensiver als Wohlbefinden: Hunger ist quälend, Sattsein nicht. Das hat damit etwas zu tun, dass es lebenswichtig ist, auf Schmerz zu reagieren – sich wohl, geliebt und glücklich zu fühlen ist dagegen eher Luxus. Deshalb fühlen sich Schwierigkeiten in der Beziehung gewichtiger an als das, was uns erfüllt. Absurd, aber leider wahr.

Doch Sie können gegensteuern: Teilen Sie bewusst Ihre starken und positiven Erlebnisse, erinnern Sie sich gegenseitig an diese, machen Sie sich klar, was Sie verbindet, was Sie miteinander schon genossen haben und noch genießen. Lachen Sie gemeinsam über etwas, das am Anfang Ihrer Beziehung als Problem zwischen Ihnen stand, das sich aber gebessert oder erledigt hat. Loben Sie sich für etwas, das Sie beide zusammen gemeistert haben. Staunen Sie darüber, was in Ihrer Beziehung neu entstanden ist.

Es gibt dafür eine Fülle von Formulierungen: »Das hast du mir gegeben.« »Das liebe ich an dir.« »Das hätte ich alleine nie getan.« »Wir haben uns nicht unterkriegen lassen.« »Das ist wirklich schön geworden.« Auch wenn Sie es vielleicht denken, dies ist keine kitschige »Weißt-du-noch«-Romantik. Das ist Beziehungspflege, aktiver Rostschutz für Ihren Partnerschaftsunterboden.

Achten Sie einmal darauf, wie schnell sich ein miesepetriges »Aber« bei Ihren Aussagen meldet: »Weißt du noch, wie schön der Regentag in unserem letzten Urlaub war, wo wir einfach mal im Bett geblieben sind ...« Unausgesprochen kann mitschwingen: »Aber an all den anderen Tagen war Action angesagt, und der Urlaubsort war auch eher nach deinem Geschmack als nach meinem.« Der Klassiker bei dieser Kommunikation ist die Aussage: »Früher hast du mir öfter mal ...« Ob Sie das »Aber« aussprechen oder nicht, es reduziert ein schönes Gefühl zu einem kurzen Sonnentag, dem zwei Wochen Regenwetter folgen – und das Sie durchnässt zurücklässt. Wohlgemerkt: Es geht nicht darum, positive Begebenheiten hemmungslos zu verklären – wir leben nicht nur im Sonnenschein –, sondern um etwas, das klasse war, auch bedingungslos als solches anzuerkennen. Setzen Sie bewusst einen Punkt hinter ein angenehmes Erlebnis oder sogar ein Ausrufezeichen. Das war toll!

Machen Sie die kleinen und großen Highlights in Ihrer Beziehung zum Thema. Sie können dies als wildes Brainstorming gestalten oder auch nach der strukturiert ablaufenden »Erst du, dann ich«-Methode. So oder so, Sie werden staunen, wie viel Schönes Sie finden werden, wie viele glückliche Stunden aus der Vergessenheit auftauchen, wenn Sie gezielt danach suchen.

Es sind aber nicht nur die befriedigenden Ereignisse, die uns verbinden. Zum Fundament einer Beziehung gehört auch, sich über schwierige Inhalte auszutauschen. Oft ignorieren wir diese lieber, hoffen, dass sie sich von selbst erledigen. Doch das ist gefährlich. Wenn wir uns in Schweigen hüllen, laden wir Missverständnisse ein. »Ich dachte immer, du magst das!« – das ist dann der erstaunte Ausruf, wenn man nach Jahren herausfindet, dass man sich eine Wahrheit über den anderen zusammengebastelt hat, die keine ist. »Nein, ich mag das nicht, aber ich habe es dir zuliebe getan!«, ist die entsprechende Antwort. Scheidungsanwälte werden öfter mit solchen nachträglichen Erkenntnissen konfrontiert.

Deshalb ist es so wichtig, sich mitzuteilen, und zwar auf eine gute Art und Weise. Dazu gehört auch der Ton, in dem man seine Anliegen vorbringt. Wählt man einen nörgeligen Ton, bewegt man sich selten auch nur einen einzigen Millimeter aufeinander zu. Kritik ist immer verletzend. Sie muss von Liebe getragen sein, damit sie konstruktiv sein kann.

Probieren Sie es mit dem »Feedback-Sandwich«:

Platzieren Sie den kritischen Inhalt zwischen zwei positive Botschaften – die selbstverständlich wahr sein müssen. Manchmal sucht man ein wenig danach, aber mit etwas Übung findet man welche. Das macht uns nebenbei auch bewusst, was wir an unserem Partner lieben.

Ein positiver Gesprächseinstieg könnte so aussehen: »Ich mag deine Hände, sie sind groß und warm. Es sind richtig schöne Hände, und du fasst mich mit ihnen auch oft an, was ich total gern mag.« Das Anliegen, um das es geht, lautet: »Ich finde es so schade, dass du mich nicht ähnlich sinnlich streichelst, wenn wir Sex haben. Da fühlt es sich oft irgendwie beiläufig an.« Danach folgt der positive Abschluss: »Am allerbesten gefällt mir, wie du mich beim Tanzen berührst, da bin ich jedes Mal hin und weg, und ich würde mir wünschen, dass wir auch im Bett miteinander tanzen!«

Ein anderes Beispiel: »Wir haben so viel Spaß gehabt, bevor unsere Kinder da waren. Unsere Freunde haben uns alle beneidet, wie viel Lebensfreude wir ausgestrahlt haben, weißt du noch? Seitdem komme ich irgendwie zu kurz. Manchmal denke ich, ich bin der Arsch, nur Arbeit hier und Arbeit da. Wir machen keinen Sport mehr zusammen, gehen nicht mehr alleine aus, wir sind nur noch als Familie existent. Das ist schön, aber ich will mit dir wieder lachen, und ich will dich wieder mal in einem Kleid sehen! Also, ich will dich noch mit allem, was du bist. Wann kann ich ein Date mit dir haben?«

Wenn man die kritische Aussage liebevoll einpackt, fühlt der andere sich nicht angegriffen und muss sich auch nicht verteidigen. So gelingt es am ehesten, gemeinsam zu überlegen, was man tun kann, um die Situation zu verbessern. Sie werden merken, wie erleichternd es ist, etwas auszusprechen, was ansonsten im Untergrund weiterwirkt.

Haben Sie keine Sorge, das Sandwich-System funktioniert auch, wenn beide die Regel kennen. Kritik wird in dieser Darreichungsform einfach leichter verdaulich und spornt an, anstatt zu beleidigen. Lehrer, denen es gelingt, ihre Schüler zu motivieren, benutzen es instinktiv. Üben Sie es bewusst ein, Sie können es überall in Ihrem Leben einsetzen!

Sich um das innere Kind kümmern

Es wäre zu schön, wenn sich alles Trennende mittels der Feedback-Sandwich-Methode ansprechen und aus der Welt schaffen ließe. Leider hat einige Unbill tiefe Wurzeln und ist wie hartnäckiges Unkraut nicht leicht zu jäten. Wenn Sie in der Partnerschaft etwas als besonders kränkend erleben, können Sie davon ausgehen, dass sich Ihr »inneres Kind« verletzt fühlt.

Unsere Eltern sind die Blaupause für unser Beziehungsleben. So neigen wir dazu, uns Partner zu suchen, die ähnliche Strukturen wie sie haben – und uns damit auf vergleichbare Weise wehtun können. Oft interpretiert man sogar ein bestimmtes Verhalten der Mutter oder des Vaters in den Partner hinein, obwohl dies nicht der Realität entspricht – einfach deshalb, weil die verletzte Seele nichts anderes kennt und sich nichts anderes vorstellen kann.

Maria und Simon haben eine starke Liebe füreinander, die sie jedoch nicht davor bewahrte, auch schmerzliche Momente zu erleben. Zum Beispiel beim Tanzen. Maria ging dabei ganz aus sich heraus und flirtete mit anderen Männern. Simon erstarrte dann zu Eis, fühlte sich nur noch wie ein ungeschickter Roboter, obwohl er selbst ein ausgezeichneter Tänzer ist. Als sie darüber sprachen, fühlte sich Simon kleinlich, weil er eigentlich nicht an Marias Liebe zweifelte, und Maria hatte ein schlechtes Gewissen, spürte daneben aber Trotz und eine abgrundtiefe, unerklärliche Traurigkeit. Beide litten sehr unter der Situation, die immer wieder auftrat. Eine Zeit lang gingen sie kaum noch zum Tanzen aus.

Im Coaching kam zum Vorschein, dass Marias Mutter eifersüchtig auf die hübsche Tochter war und sie immer geschickt gedemütigt hat, wenn diese sich selbstbewusst und weiblich verhalten hat. Ihr Vater war so gut wie nie zu Hause, und wenn er da war, mussten sich Maria und ihre beiden Schwestern seine Zuwendung teilen. So umwarben sie ihn heftig. Simon wiederum vernachlässigte man als Kind. Früh wurde er vernünftig und sah ein, dass seine schwer arbeitenden Eltern keine Zeit für ihn hatten.

Was Maria und Simon in ihrer Partnerschaft erfahren, ist nur scheinbar ein Eifersuchtskonflikt. In Wirklichkeit durchleben beide die Schmerzen ihrer Kindheit immer wieder aufs Neue. Das passiert in unseren Beziehungen ständig: Wir reinszenieren das, was wir früh verinnerlicht haben.

Wenn beide Partner erkennen können, dass es alte Schmerzen sind, und wenn beide sich einig sind, dass sie die Spirale aus Schmerz, Vermeidung, Trotz, Trauer oder Groll nicht fortsetzen wollen, dann versuchen Sie es mit folgendem Paar-Ritual, das auch Maria und Simon sehr geholfen hat:

Setzen Sie sich gegenüber, am besten auf dem Boden (mit einem Sitzkissen) oder auf Stühlen oder einem Sofa. Der Oberkörper sollte aufrecht sein, und es sollte nichts zwischen Ihnen stehen.

Nehmen Sie Kontakt miteinander auf. Falten Sie beide gleichzeitig die Hände vor dem Herzen, und schauen Sie sich in die Augen.

Heben Sie die gefalteten Hände vor den Mund, und verneigen Sie sich voreinander. Dieser Gruß bedeutet, dass wir mit dem Herzen verstehen wollen und dass wir das, was es zu sagen gibt, liebevoll ausdrücken.

Lächeln Sie. Wenn Ihnen nicht nach Lächeln zumute ist, heben Sie Ihre Mundwinkel an, Sie werden sofort eine Wirkung spüren. Geben Sie sich ein, zwei Minuten in Stille, und lassen Sie Ihre Traurigkeit zu, ohne sie zu dramatisieren.

Einer von Ihnen fragt nun: »Wie alt bist du in deinem Schmerz?« Der angesprochene Partner kann spontan antworten, sich aber auch Zeit lassen, um sich zu erinnern, sich einzufühlen. Vielleicht äußert er etwas, das sich so anhört: »Ich bin sieben Jahre alt, und wir sind bei meiner Großmutter, da ist es passiert ...« Oder: »Ich bin zu jung, um mich zu entsinnen, was genau geschah ...« Oder: »Bei uns herrschte *immer* diese Stimmung im Haus ...« Letztlich ist nicht entscheidend, was detailliert ablief. Wichtig ist, dass Sie sich beide mit dem Herzen sehen können und im Partner das verletzte, trotzige, traurige, versteinerte, verstörte Kind erkennen.

Legen Sie jetzt beide Ihre Hände auf Ihr eigenes Herz, und atmen Sie tief in den Brustraum hinein. Versuchen Sie es zu fühlen: »Da ist mein Schmerz, ausgelöst durch dein Verhalten, und ich kann deinen Schmerz fühlen. Du willst mir nicht wehtun, ich will dir nicht wehtun.« Lächeln Sie wieder bewusst und ohne Sarkasmus.

Nun wiederholen Sie das kleine Ritual, wobei dieses Mal der andere nachfragt: »Wie alt bist du in deinem Schmerz?« Erzählen Sie keine langen Geschichten, weil man sich schnell über Gefühle hinwegredet. Spüren Sie stattdessen Ihre Liebe füreinander, Ihr Mitgefühl, Ihre Wärme.

Zum Abschluss verneigen Sie sich voreinander, wieder mit gefalteten Händen, oder umarmen sich.

Eine gemeinsame Sprache der Liebe

Reizvolle Worte für die Lust

Wenn Sie sich mehr auf eine erotische Kommunikation einlassen wollen, brauchen Sie dafür auch ein geeignetes Vokabular. Die gängigen Begriffe sind immer mit Energien aufgeladen. Wenn wir diese gedankenlos verwenden, können wir nicht verhindern, dass die damit verbundenen Energien in uns eindringen. Sind die Worte abgenutzt und lieblos, wie etwa »vögeln«, wird auch das, was sie bezeichnen, belanglos. »Onanieren« und »ficken« rauben einer Liebeshandlung die Seele, weil dies abwertende Ausdrücke sind. Wenn wir unsere Genitalien mit Wörtern bezeichnen, die uns schmutzig erscheinen, werden wir keine heile Beziehung zu ihnen aufbauen können. Um über Intimes zu reden, brauchen wir Worte, die uns einladen und nicht abschrecken. Sonst besteht die Gefahr, dass man lieber gar nicht spricht.

Machen Sie eine Bestandsaufnahme Ihres gemeinsamen Vokabulars, und beschließen Sie, was Sie verwenden wollen und was im Mülleimer landet. Oft sind die Ansichten darüber unterschiedlich, und es ist spannend zu erforschen, was jeder bei den einzelnen Bezeichnungen empfindet. »Vagina« und »Penis« hört sich zwar kühl, anatomisch und nicht gerade lustvoll an, ist für die meisten Paare aber akzeptabel. »Schwanz« und »Möse« sind sehr zwiespältige Worte und meist nicht angetan, um eine tiefere Ebene der Begegnung zu eröffnen.

Einigen Sie sich auf Worte, die Sie beide mögen. Vielleicht passt es für Sie, den Wunsch nach Sex auch zu umschreiben: »Wollen wir ein bisschen kuscheln«, oder blumig zu formulieren: »Kommst du mit mir auf die Wolke«. Sie können auch ganz schlicht sagen: »Gehen wir doch miteinander ins Bett.« Derbe oder scherzhafte Anträge sind ebenfalls in Ordnung, die Wortwahl muss sich nur gut für beide anfühlen.

Eine sehr schöne Möglichkeit, zu liebevollen oder neutralen Begriffen zu gelangen, ist, selbst welche zu erfinden oder solche zu wählen, die keine negativen Fremdenergien in sich tragen. Aus dem Tantra stammen die Bezeichnungen »Yoni« für die Vagina und »Lingam« für den Penis, die nicht nur neutral, sondern geradezu heilsam sind, da in ihnen Wertschätzung und Verehrung mitschwingt. Oder Sie kreieren mit Humor und Fantasie neue Namen. Wichtig ist allein, dass die Ausdrücke für Sie beide richtig sind und sich lustvoll anhören. Wenn Sie Ihren Genitalien Namen geben, eröffnet sich dadurch oft eine spielerische Ebene, um über Erotisches zu sprechen. Mit »Lancelot« und »Guinevere«, dem Liebespaar aus der Artussage, hat ein befreundetes Paar eine Wortwahl getroffen, die einen schmunzeln lässt, weil sie so zutreffend ist. Die beiden treten auch im Leben auf wie der Ritter und seine Königin. Andere beliebte Varianten: »Liesel« und »Lümmel«, »Jenny« und »Johnny«, »Zauberstab« und »Paradies«, »Tiger« und »Höhle« ...

Setzen Sie sich zusammen, und geben Sie der Sprachlosigkeit in Liebesdingen endgültig den Laufpass. Bringen Sie eine spielerische erotische Kommunikation in Gang, das macht Spaß und heilt. Gestalten Sie das Gespräch als Brainstorming, in dem Sie auch durcheinanderreden und frei assoziieren dürfen. Fangen Sie mit Wörtern an, die Sie kennen, und beschreiben Sie, was sie bei Ihnen auslösen:

»Also, ich mag den Begriff ›poppen‹ überhaupt nicht. Er ist so kurz, so hart.«

»Du willst ein weiches Wort?«

»Ja, genau, ein weiches und ... ein langes. Vielleicht so etwas wie ... Simsalabim!«

»Du meinst, wir sollen ... ähm ... simsalabimsen?«

Blödeln Sie ruhig herum, und vielleicht tauchen Worte auf, bekannte oder neue, die Sie beide gern verwenden, um sich einzuladen und in der körperlichen Liebe zu verständigen.

Lustgezwitscher und Bettgeflüster

»Zeig's mir, du Schlampe« – Dirty Talk, die kleinen verbalen Schweinereien, können beim Sex genauso direkt ins Lustzentrum des Gehirns funken wie die schärfste Fantasie. Aber nur, wenn Ihre erotischen Vorlieben zueinander passen wie der richtige Handschuh zur Hand. Es gibt nichts, was so wirksam abtörnt wie falsche Worte. Wenn Sie einen heißen Draht haben, genießen Sie es, aber wenn nicht, versuchen Sie es nicht krampfhaft. Für eine erfüllte Sexualität ist das geile Geflüster nicht notwendig. Viel wichtiger ist Informationsaustausch. Und zwar nicht davor und nicht danach, sondern während Sie Sex haben.

Sich unterhalten beim Sex? Keine Angst, damit ist nicht gemeint, den Partner kurz vor dem Orgasmus daran zu erinnern, dass das Auto in die Inspektion muss. Sondern darum, sich auch mitten im Getümmel verständigen zu können. Übung braucht das schon ein bisschen. Aber es ist eine wertvolle Zutat für bewusst gestaltetes Liebemachen. Im Kern bedeutet es, dem Partner mitzuteilen, was wir gerade erleben.

Die Kommunikation beim Sex besteht normalerweise aus Stöhnen (mehr oder weniger ehrlich), Meldungen (»Au, das tut weh!«) und Anweisungen (»Dreh dich doch mal um«). Positive Rückmeldungen beschränken sich meist auf ein vage geraunte: »Oh, ist das geil!« Wenn Sie sich beim Sex gegenseitig mit Worten bestätigen und dies recht konkret formulieren, dann erleben Sie, dass Lernen höchst lustvoll sein kann: »Hmm, das ist fantastisch, wenn du so langsam und tief kommst.« Oder: »Boahh, ich mag das, wenn du deinen Hintern so bewegst …« Anstatt also vor oder nach dem Sex darüber zu sprechen, was einem fehlt, kann man auch währenddessen benennen, was man schön findet. Das führt ganz schnell dazu, dass sich die Dinge, die einem gefallen, vermehren.

Gut ist es auch, wenn Sie sich Wünsche mitteilen: »Halt doch mal inne.« Oder nachfragen: »Spürst du mich? Magst du das?« Beim Signalisieren von Unangenehmem sollten Sie das direkte Nein vermeiden, weil das blockierend wirkt. Besser sind Formulierungen wie »Nicht so gerne« oder »Oh, das tut ein bisschen weh«, auch Verbesserungsvorschläge sind möglich, etwa: »Können wir uns umdrehen?« Oder Ablenkungsmanöver: »Magst du mal …/soll ich mal …«

Diese Art von Bettgeflüster ist Feedback, das Ihnen beiden hilft. Raunen Sie sich die Mitteilungen zärtlich zu, dann wird es Ihr Vergnügen nicht schmälern. Sie bleiben in innigem Kontakt, anstatt im Tunnel der einsamen Lust zu verschwinden. Und jedes Mal, wenn Sie Sex haben, werden Sie dazulernen, wie Sie sich und den Partner noch liebevoller verwöhnen können.

Eine Bemerkung zum Stöhnen: Was wird nicht ohne Worte gelogen! Und wie gern lassen wir uns anlügen! Trotzdem sollten Sie nicht Musik machen, nur weil der Partner sie bei bestimmten Aktionen erwartet. Stöhnen ohne Grund wirkt sich aus wie dauernde Falschmeldungen – sie verwirren den Empfänger. Dabei ist diese nonverbale Kommunikation eine geniale Möglichkeit für Feedback – wenn beide offen und aufrichtig miteinander sind. Kann der Partner an der Höhe der Laute sofort erkennen, wie seine Aktionen wirken, wird er sich garantiert darauf einstellen. Machen Sie also ruhig den Mund auf, atmen Sie tief, und lassen Sie zu, dass die verschiedensten Töne herauskommen, ein Brummen, Schnurren, Quietschen, Stöhnen und vielleicht sogar ein Lachen aus Freude.

Eine wunderbare Gelegenheit, die »ehrliche Musik« beim erotischen Miteinander auszuprobieren, ist eine Partnermassage, in der Sie zugleich einiges über Ihre Wünsche und die Ihres Partners entdecken können.

Befreiende Liebesdienste

Manche Menschen behaupten lieber freiwillig von sich, verklemmt zu sein, um ja nicht erotische Wünsche mit dem Partner austauschen zu müssen. Wer aus Schüchternheit nie direkt wird und hofft, in der körperlichen Liebe ergibt sich alles von selbst, ist wie Dornröschen, das darauf wartete, wachgeküsst zu werden. Schade, wenn dies nicht geschieht.

Am schwierigsten ist es, den Anfang zu finden. Ein feiner Nebel umhüllt das Thema, es ist irgendwie peinlich ... Und wie genau soll man Details zur Sprache bringen? Vielen fällt es schwer, konkret zu werden. Oft haben Partner ähnliche erotische Sehnsüchte, denken aber jeweils, dass der andere sie nicht akzeptieren würde. Daran sollte es wirklich nicht scheitern. Mit der nachfolgenden Massage, die ein Wunscherfüllungs-Ritual ist, können Sie Ihre sinnliche Welt auf spielerische Weise bunter machen.

Erotische Massageträume erfüllen

Durchgeknetet zu werden macht glücklich, denn der intensive Körperkontakt ist ein kleines Paradies. Fragt man jemanden: »Wie möchtest du massiert werden?«, erhält man meist die Antwort: »Ah, mach ruhig, alles ist schön!« Es ist einfach ein Hochgenuss, nichts tun zu müssen und verwöhnt zu werden.

Trotzdem kann man sich überlegen, was wirklich das Allerschönste wäre. Wie genau möchte ich berührt werden? Es gibt keine bessere und lustvollere Möglichkeit, die eigenen Sehnsüchte nach erotischer Berührung kennenzulernen, als bei einer Massage, bei der man alle seine Vorstellungen äußern und Feedback geben kann, bei der man Zusatzwünsche anmelden darf und Extras sich nachbessern lassen – im Moment des Geschehens.

Sie können sich bei diesem Ritual vorstellen, König(in) und Lieblingsdiener(in) zu sein, so wird das Ganze zu einem Spiel und erleichtert es, das eigene Begehren zu artikulieren. Auf diese Weise können Sie Flüsterkontakt und ehrliches Stöhnen ausprobieren. Das alles wird auch Ihren Sex bereichern:

Bereiten Sie in einem angenehm warmen Raum einen Platz für eine Massage vor, entweder auf dem Boden oder dem Bett. Stellen Sie ein wohlriechendes Körperöl bereit, und wählen Sie ruhige Musik aus, die Sie beide mögen. Duschen Sie vorher, und ziehen Sie lockere Kleidung an, aber nicht die ausgeleierte Jogginghose, etwas Hübsches! Sie können auslosen, wer zuerst welche Rolle einnimmt, wobei es für beide oft günstig ist, wenn die Frau zuerst Dienerin ist und der Mann König. Danach wird getauscht.

Improvisieren Sie einen Thron aus Kissen, und nehmen Sie als Königin/König darauf Platz. Ihr Diener/Ihre Dienerin setzt sich davor. Begrüßen Sie sich bewusst und aufmerksam zu diesem Massageritual, indem Sie sich in die Augen schauen und zulächeln. Stellen Sie einen Wecker auf fünf Minuten Redezeit. Das scheint lang, aber es ist wichtig, dass Sie sich diese Zeit nehmen.

Sobald die Uhr läuft, erzählt die Königliche Hoheit genau, was sie sich für die nächste halbe Stunde – so lange dauert jeweils eine Session – wünscht, wie genau sie massiert und erotisch verwöhnt werden möchte. Werden Sie sehr präzise.

Etwa so:

»Zuerst bitte Nacken und Schultern massieren, da bin ich verspannt. Und danach könntest du Öl nehmen und meine Rückseite mit kräftigem Druck kneten, richtig reingreifen, nicht nur so streicheln. Die Waden sind mir dabei besonders wichtig.«

»Könntest du probieren, mich zärtlich mit deinen Fingernägeln zu bearbeiten, nicht zu fest natürlich, aber schon so, dass es prickelt? Vielleicht die Innenseite meiner Oberschenkel oder überall, wo die Haut besonders zart ist.«

»Ich würde gern mal ausprobieren, wie es ist, wenn du meinen Helden in deinen Mund nimmst, während ich stillhalte und du kräftig summst.«

»Lass deine Haare über meinen ganzen Körper streichen.«

»Könntest du reichlich Öl auf deinen Busen tun und mich damit massieren? Also, zuerst auf meinem Rücken herumrutschen, anschließend auf meiner Vorderseite. Ich versuche auch brav zu sein.«

»Ich möchte gern mit einem Seidentuch gestreichelt werden, lass es ganz sachte über mich drübergleiten. Und wenn du mich danach einölst, möchte ich mich in deine Hände hineinräkeln wie eine Schlange.«

»Ich möchte, dass du meine Klitoris in fünf verschiedenen Variationen berührst, und bitte durchnummerieren!«

»Kannst du mich überall zärtlich beknabbern? Nicht nur die Ohrläppchen, einfach überall. Probier es doch bitte aus, und ich sag dir dann, wie es ist.«

Lassen Sie während der fünf Minuten Ihrer Redezeit keine Pause entstehen. Sie können einiges wiederholen, ausschmücken, stammeln, umschreiben, aber geben Sie der Sprachlosigkeit keine Chance. Erinnern Sie sich an frühere Massagen – was war daran besonders schön? Jetzt haben Sie die Gelegenheit, sich verwöhnen zu lassen, mehr oder weniger erotisch, nutzen Sie sie »schamlos« aus. Und suchen Sie nach frechen Ideen, die Sie gern ausprobieren möchten; es wird Ihnen Spaß machen.

Stellen Sie als Frau Ihrem Partner die Frage: »Wie möchtest du sinnlich berührt werden?« Er wäre kein Mann, wenn ihm nicht als Erstes einfallen würde, im zentralen Mittelfeld angefasst zu werden. Das können Sie auch tun, aber eher zärtlich und verspielt. Lassen Sie sich nicht zu schnellen Bewegungen verleiten. Wenn hohe Erregung entsteht, klappt die Kommunikation garantiert sehr schnell zusammen, und das ist das Ende des Massagerituals. Natürlich kann es auch sehr aufregend sein, die primären erogenen Zonen zu massieren, aber es ist zu empfehlen, diese erst einmal zurückhaltend zu verwöhnen. Denn wenn Sie zum Sex übergehen, kommt der andere Partner zu kurz. Halten Sie am Ablauf der Zeremonie fest, halten Sie sich zurück, so haben Sie am meisten davon. Beim nächsten Mal können Sie das Ritual auch ausweiten und intensivere erotische Berührungen erforschen.

Während der Massage bleiben Sie im Austausch. Der aktive Partner hält sich an die »Bestellungen« und versucht, sie kreativ und liebevoll umzusetzen. Für den empfangenden Partner wäre es jetzt leicht, in völlige Passivität zu sinken. Das sollten Sie aber nicht tun. Genießen Sie wach und aktiv, bleiben Sie in Kontakt. Und zwar mit positiven Vokabeln und Ich-Botschaften: »Hmmm, das Kraulen ist herrlich, ich möchte mehr davon.« Oder: »Lieber ein bisschen schneller, bitte.« Sie können aber auch sagen: »Jetzt hab ich genug.« Achten Sie auf die auftauchenden Extrawünsche, teilen Sie sie dem anderen mit. So entdecken Sie ganz von selbst neue Lustbarkeiten: »Ah, ist das wunderbar, wenn du meinen Busen so langsam knetest, kannst du mal Kreise machen ...«

Anja und Michael sind seit zehn Jahren zusammen, aber erst bei dieser Massage entdeckten sie, wie unterschiedlich ihre Vorlieben sind, wenn es ums Berührtwerden geht. Michael mag sanfte, streichende Bewegungen, am liebsten mit den Fingerkuppen. Anja hingegen liebt kräftigen Druck, der auch einige Zeit an der gleichen Stelle zu spüren sein darf. Bisher war bei ihnen das Vorspiel ein bisschen unbefriedigend gewesen, obwohl beide eigentlich Lust darauf hatten. Der Grund: Wenn Michael sich zärtlich und erotisch aufgeladen fühlte und viel geben wollte, wurde er sanfter und sanfter – was Anja nervös machte. Und umgekehrt fasste Anja bei steigernder Erregung ihren Partner recht kräftig an, was dieser zwar schweigend über sich ergehen ließ, aber anregend fand er es nicht. Ihre für ihr weiteres Liebesleben segensreiche Erkenntnis war nach der Massage: »Den anderen nicht so zu berühren, wie man es selbst mag, sondern wie er es mag!«

Mit Vertrauen auf den erotischen Basar

Oft kennen wir die Wünsche des anderen, er hat sie uns schon oft mitgeteilt, aber wir wollen oder können sie nicht erfüllen. Sex in der Öffentlichkeit, Analverkehr, diverse andere Praktiken – es gibt so vieles, was als erotische Verlockung auftaucht. Manche bekommen davon funkelnde Augen, andere verdrehen sie eher.

Man muss nicht alles mögen, was auf dem erotischen Basar gehandelt wird, was man irgendwo gesehen hat, was andere geil finden. Aber um herauszufinden, welche sinnlichen Abenteuer Sie mit dem Partner teilen möchten, müssen Sie sich zumindest an bestimmte Dinge heranwagen. Wenn das kategorische Nein wie ein Fallbeil niedersaust, vergibt man sich die Chance, vielleicht etwas herrlich Sinnliches zu erleben.

Es müssen gar keine ausgefallenen Wünsche sein, die abgeblockt werden. Menschen mit schlechten Erfahrungen lassen oft nur ein ganz enges Spektrum an Erotik zu. Es ist wichtig, dies zu respektieren. Doch in einer vertrauensvollen Beziehung sollte man nach und nach versuchen, die Grenzen behutsam zu erweitern.

Erforschen Sie zuerst Ihre Sehnsüchte, wie Sie selbst am liebsten aktiv sein möchten. Am besten tun Sie das wiederum nach der »Erst du, dann ich«-Methode. Jeder Partner hat fünf Minuten, in denen er erzählt, wie er den anderen am liebsten berühren, welche neuen Erfahrungen er ausprobieren möchte. Und danach vereinbaren Sie, ob Sie etwas davon in die Tat umsetzen wollen. Machen Sie nichts dem Partner zuliebe, wenn Ihnen dieses oder jenes völlig widerstrebt. Aber vielleicht ist auch etwas dabei, was Sie gemeinsam erforschen möchten.

Thomas möchte Lena intim berühren, aber sie hatte das bisher kategorisch abgewehrt. Sex ja, Fummeln nein. »Vielleicht war da mal was, als ich noch klein war«, meinte sie. Sie vereinbarten aber schließlich, es doch auszuprobieren. Sie wollten miteinander in Flüsterkontakt bleiben und sofort abbrechen, sollte es Lena überhaupt nicht gefallen.

Oft ist es sinnvoll, wenn der erste Schritt zur Umsetzung der Wünsche vom zurückhaltenden Partner kommt. Lena atmete tief durch und meinte: »Ich glaube, mit Massageöl würde es mir leichter fallen.« Thomas berührte Lena aufmerksam und langsam und erzählte, was er gerade tat: »Jetzt liebkose ich deine süßen Lippen ... und jetzt streiche ich mit meiner Hand nach hinten in die Pofalte ...« Hier unterbrach Lena: »Halt, bitte, ich bekomme Angst. Lass deine Hand erst mal da liegen, wo sie ist.« Thomas spürte zwar einen fast unbezähmbaren Wunsch weiterzumachen, aber er ließ seine Hand ruhig zwischen ihren Beinen. Lena sagte nichts mehr. Thomas bedrängte sie nicht, sondern bot eine Alternative an. »Magst du dich umdrehen? Ich massiere dann deine Pobacken.« Jetzt reagierte Lena wieder: »Ja, ich glaube, das könnte ich genießen.«

Obwohl scheinbar nicht viel an neuen Berührungen stattgefunden hatte, waren am Ende beide sehr berührt und glücklich. Lena hatte ein altes Tabu aufgeweicht und viel Vertrauen zu Thomas aufgebaut. Sie möchte gern weitermachen, nächstes Mal mehr zulassen. Thomas ist stolz darauf, seine Freundin so souverän begleitet zu haben. Beide spüren, dass sie in Zukunft über alles sprechen können, dass es keine schwarzen Löcher mehr gibt, in denen ihre Lust verloren geht.

Doch was ist, wenn Wünsche ziemlich konkret geäußert werden, als reizvolle Varianten, und der Partner bockt beziehungsweise blockt? Oder wenn er bereitwillig auf diese eingeht, es sich aber »irgendwie gewollt« anfühlt und wenig Spaß macht? Und wie soll man ihm erklären, was er Falsches anstellt, wenn man es selbst nicht weiß: »Er versucht alles richtig zu machen, aber das ist das Problem! Mir fehlt etwas, und ich weiß nicht, was.«

Wenn die Wunscherfüllung sich hohl anfühlt, wie eine Packung ohne Inhalt, werden Ihnen die detailliertesten Anleitungen für ein abenteuerlicheres Liebesspiel nichts nützen. Ist das bei Ihnen der Fall, sind Sie nicht auf der Suche nach neuen Stellungen, nach einer äußeren Vermehrung von Variationen, sondern nach neuen Einstellungen, nach einer inneren Veränderung.

Dann wünschen Sie sich vielleicht, intensiv präsent zu sein.

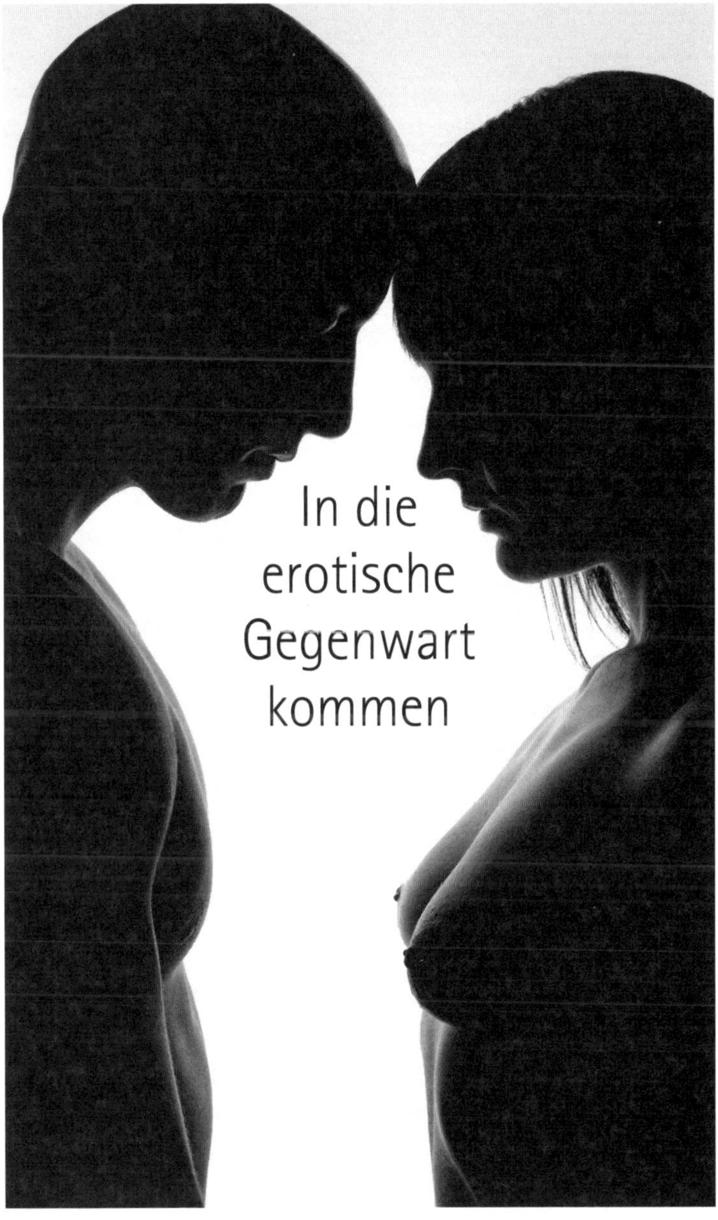

In die erotische Gegenwart kommen

Zu viel Sex im Kopf

Um sich innig und intensiv zu begegnen, muss man ganz und gar präsent sein. Was banal klingt, ist in der Praxis gar nicht so einfach, denn die möglichen Ablenkungen sind zahlreich in unserem aufregenden modernen Leben. Reize im Übermaß strömen ständig auf uns ein, unser Körperbild wird verzerrt, und durch die Dominanz des Visuellen geht die Wahrnehmung für den eigenen Körper unmerklich verloren.

Wir müssen uns dies bewusst machen, damit wir in der eigenen Lebensführung gegensteuern können – und in der Sexualität berührende Begegnungen erleben können statt oberflächlicher Happenings.

Bilder ersetzen die Wirklichkeit

Wir werden jeden Tag Hunderte Male verführt. Traumfrauen und Traummänner lächeln und locken, sie springen an sonnigen Stränden von Booten, wecken alle unsere Sehnsüchte mit ihren sexy Körpern und lassen uns jedes Mal abblitzen. »Wenn du das kaufst, kannst du es haben« – so funktioniert Werbung; sie kitzelt unsere Sexualität hervor und missbraucht sie. Wir werden ständig stimuliert, aber nie befriedigt. Es ist, als würden einem dauernd dampfende und wohlriechende Speisen unter die Nase gehalten, von denen man aber nicht essen kann. Wer Hunger hat, wird irgendwann wütend und gierig reagieren, wer satt ist, Desinteresse bis zum Widerwillen entwickeln.

All diese sexuellen Angebote werden uns von Wildfremden unterbreitet, die ungefragt in unseren persönlichen Raum eindringen und unsere Sinne belagern. Um uns davor zu schützen, schalten wir innerlich ab. Die Reizschwelle steigt ständig an. Das führt dazu, dass auch unser eigener Partner es immer schwerer hat, für uns erotisch interessant zu sein.

Die lächelnden Verführer aus Werbung und Medien sind stets attraktiver, als wir es jemals sein können, und mit enormem Sex-Appeal ausgestattet. Je mehr perfekte Schönheit und Jugend zur Norm werden, desto weniger können wir mithalten. Dagegen ist der eigene Busen mickrig, und der Liebste trägt Waschbärbauch statt Sixpack unterm T-Shirt. Wie soll man da im heimischen Bett noch angemacht werden, wenn man auf der ganzen Linie bestenfalls zweitklassig ist?

Dem eigenen Partner fallen auch nie die richtigen Worte ein. Das können die Heldinnen und Helden aus Romanen und Filmen viel besser. Eine ganze Industrie ist darauf spezialisiert, Sehnsüchte zu erfassen und sie maßgeschneidert zu bedienen. Wenn dann die letzte Seite umgeblättert oder der Bildschirm ausgeschaltet ist, bleibt vom Glücksgefühl der perfekten Liebe nur die schale Gewöhnlichkeit des eigenen Daseins übrig. Kein Mann kann da gewinnen. Selbst wenn er gelegentlich an die Blumen denkt und ein romantisches Wochenende in Venedig. Und keine Frau hat eine Chance gegen die immer jungen, schlanken, faszinierenden, perfekt gestylten Schauspielerinnen und Pop-Ikonen.

Endgültig in die roten Zahlen gerät die Negativbilanz unseres erotischen Selbstbildes durch Pornos. Sie verseuchen die Schlafzimmer in ungeahntem Maße. Viele dieser Produktionen sind abstoßend primitiv, bestehen aus dem Durchspielen sämtlicher Stellungsvarianten in Form von seelenlosen Kopulationen. Doch selbst gut gemachte und vielleicht sogar geschmackvolle Variationen richten Schaden an. Pornos tragen stark dazu bei, dass sich unser Körperbild verzerrt und Praktiken zur Norm erklärt werden, die vor zwanzig Jahren noch kaum jemand interessiert haben, zum Beispiel Analverkehr. Dazu werden ständig die stärksten sexuellen Signale ausgesendet – grotesk gigantische Brüste, riesige erigierte Penisse, die jeden normal gebauten Mann verunsichern. Selbst wer davon kurzfristig angespitzt wird, im Ergebnis machen Pornos unser eigenes Begehren stumpf. Wenn man ständig extrem süße, überaromatisierte Bonbons lutscht – kann einen da ein Apfel vom Baum geschmacklich noch befriedigen?

Um in die erotische Gegenwart zu kommen und zum eigenen Partner eine wahrhaftige Verbindung aufzubauen, ist es wichtig, die verfremdenden Einflüsse zu reduzieren. Und dafür lieber den Reichtum unserer Sinne zu nutzen und auszukosten.

Spüren und nicht nur sehen

Jäger, Sammlerinnen, Bauern, Handwerker vor hundert, tausend oder hunderttausend Jahren benötigten alle Sinne für ihr Überleben. Sie mussten scharf sehen (um Beute und Gefahr zu erkennen), gut riechen (Gefahr!), aufmerksam schmecken (für Giftiges und Verdorbenes), nicht nur gut hören, sondern lauschen (Gefahr, Beute), präzise fühlen (für handwerkliches Können und das Tasten im Dunkeln) und außerdem sich ziemlich gut bewegen können. Ihre Körper einschließlich ihrer Wahrnehmung waren trainiert und leistungsstark. In den letzten ungefähr fünfzig Jahren verengte sich aber das Spektrum dieser Fähigkeiten dramatisch auf den visuellen Bereich. Um »Beute zu machen«, starren heutzutage sehr viele von uns den ganzen Tag auf einen Bildschirm.

Fühlen, Spüren, Tasten, Riechen, Schmecken wird als kinästhetische Wahrnehmung zusammengefasst, als unser »Körpersinn«. Dieser wird kaum noch gefordert, da wir ihn nicht mehr so notwendig brauchen. Das Visuelle nimmt auf breiter Front zu.

In der Sexualität hat dies zur Folge, dass »Sex im Kopf« immer massiver an Raum gewinnt, meist in Form von erotischen Fantasien. Diese stimulieren direkt das Testosteron, unser Libidohormon, und das bewirkt starke Erregung. Der Sex im Kopf hat eine Standleitung direkt in die Genitalien, der Reiz schlägt in diese wie ein Blitz ein. Für Männer ist dies besonders verführerisch, da sie über sehr viel mehr Testosteron verfügen als die Frauen.

Aber ist dies wirklich ein Gewinn für die Sexualität?

Sex im Kopf ist eine sehr einseitige Stimulierung, der Körper bleibt außen vor. Das Visuelle entführt uns schnell in abstrakte Regionen. Es gibt Menschen, die sich zum Orgasmus bringen können, ohne sich nennenswert zu bewegen. Und ohne den Partner zu benötigen. Der ist vielleicht nicht mal mehr Schauspieler im Kopfkino, sondern nur noch Statist, denn in erotischen Fantasien kann man sich alles Mögliche vorstellen.

Aber Sex im Kopf ist wie ein Gewitter ohne Regen. Es lässt das Land trocken zurück. Nur in Verbindung mit dem Körper findet unsere Erotik Tiefe, Befriedigung und Erfüllung. Die Sprache der körperlichen Liebe hat als Hauptvokabel das Spüren. Und der Sitz der Lebensenergie ist das Becken, nicht der Kopf.

Sex ist am intensivsten, wenn er mit allen Sinnen erlebt wird: Wenn uns gefällt, was wir sehen, Musik und Liebeslaute stimmen, alles richtig und gut riecht und Bewegungen und Berührungen sinnlich sowie »berührend« sind. Wenn man sich die Wahrnehmung mit allen Sinnen zurückerobert, hat man die besten Grundlagen für intensive, anhaltende sexuelle Befriedigung.

Darum pflegen Sie Ihren kinästhetischen Sinn, trainieren Sie sich im Fühlen. Sie können es im alltäglichen Leben bei vielen Gelegenheiten tun: Nehmen Sie sich Zeit zum Essen, zum Schmecken. Würzen Sie mit Kräutern, und schnuppern Sie an allem, was auf den Tisch kommt. Essen Sie öfter mit den Fingern, und lutschen Sie sie ab. Laufen Sie so oft es geht barfuß, vor allem draußen. Beschenken Sie sich bewusst mit den verschiedensten Hautstimulationen: Sauna und Kaltdusche, Salzpeeling und Massage. Menschen, die ihren Körper mit Bewegung fit halten, sich mit Wellness verwöhnen können, auch wenn sie dazu nur die eigene Badewanne verwenden, und die sich in der eigenen Haut so richtig wohlfühlen, haben oft eine erotische Ausstrahlung, selbst wenn der Körper nicht den üblichen Schönheitsnormen entspricht.

Wer seinen kinästhetischen Sinn schult, hat mehr Genuss, hier und jetzt. In der Sexualität und im Leben.

Geben Sie Brad und Angelina den Laufpass

Wir sind einfach sehr leicht verführbar. Ob Fernsehen, Handy oder Dauermusikberieselung, die Menschheit gibt sich, sobald sie Gelegenheit dazu hat, Reizen bereitwillig hin. Unser Gehirn scheint instinktiv danach zu gieren, aber wer dem ungehindert nachgibt und ungezügelt all die Unterhaltungsangebote konsumiert, die als selbstverständlich angeboten werden, ruiniert seine Fähigkeit zu gerichteter Aufmerksamkeit. Wenn ständiges Abgelenktsein normal ist, kann man sich einer Sache nicht länger als ein paar Minuten widmen. Alles muss auf Knopfdruck funktionieren, und wenn das nicht gelingt, wird man sofort ungeduldig. Mittlerweile ist gut erforscht, dass wir uns mit unserer Medienkultur gehirnphysiologisch total überlasten.

Für die körperliche Liebe ist es kein Gewinn, wenn man leicht ablenkbar ist. Möchten Sie von einem Mann gestreichelt werden, der gerade an seine Aktienkurse denkt? Oder mit einer Frau schlafen, die in Wirklichkeit mit Hollywood im Bett ist? Wenn wir nicht lernen, uns zu schützen, vermüllt eine Flut an bedeutungslosen Inhalten unser Gehirn. Das macht das Erleben immer flacher und weniger befriedigend.

Viele Reize unseres modernen Lebens kann man nicht ausschalten, aber man kann sie reduzieren und üben, sie aktiv zu ignorieren. Konsumieren Sie die Inhalte von Medien bewusst, lassen Sie sich nicht passiv berieseln. Fernsehen und Computerspiele, Style-Magazine und Boulevardzeitungen, ein ständig laufendes Radio, Austausch von Banalitäten über Handy – all diese »Informationen«, die auf uns hereinprasseln, wenn wir es zulassen, lenken uns nur von uns selbst ab. Geben Sie Brad und Angelina den Laufpass, und schenken Sie lieber Ihrem eigenen Leben Aufmerksamkeit.

Üben Sie das Genießen, dann sinkt auch die Lust, sich zu zerstreuen. Sammeln Sie sich lieber – vielleicht mit dieser schlichten Aufmerksamkeitsübung, die Sie täglich praktizieren können, einfach und zwischendurch, überall und möglichst oft:

Beobachten Sie Ihre Gedanken, wie sie ständig um etwas kreisen, was gestern oder letzte Woche geschah, was morgen oder irgendwann sein wird und wer mit wem wann was gemacht hat oder machen wird. Danach atmen Sie tief durch, konzentrieren sich ganz auf diesen Atemzug, und sagen Sie: »Jetzt.« – »Jetzt bin ich hier, jetzt lasse ich einfach mal alles los und entspanne mich.«

Wer bereit ist, auf die Überflutung mit Reizen eine Zeit lang zu verzichten, auf den warten Erlebnisse, die auf eine vollkommen andere Weise spannend sind:

»Die zwei Wochen Urlaub auf der Alm waren eine gigantische Erfahrung für uns. Kein Fernsehen. Kein Internet. Keine E-Mails. Mieser Handy-Empfang. Kaltes Wasser. Lange Spaziergänge. Holz hacken, Wiesenblumen und Einsamkeit. Keiner glaubt uns das, aber am Ende waren wir richtig ekstatisch, weil jedes Stück Käse so intensiv schmeckte, die Blumen so wahnsinnig dufteten, der Schrei der Alpendohlen und jeder Sonnenstrahl auf der Haut ein sinnlicher Hochgenuss waren.«

Vollkommenes Glück im Hier und Jetzt

Ekstase ist nicht immer der Superorgasmus

Präsenz bedeutet also, ganz in der Gegenwart zu sein, im Hier und Jetzt. Doch auch wenn wir die verführerischen Ablenkungen noch so sehr meiden, sind wir meist woanders: in komplizierten Gedankengebäuden, in den Kellergeschossen der Vergangenheit oder in den Dachböden der Zukunft. Wir überlegen, was wir früher falsch oder richtig gemacht haben, verbringen viel Zeit damit, zu planen, zu hoffen, zu sorgen, für morgen oder die Jahre nach der Rente.

In der Beletage – der Gegenwart – halten wir uns hingegen eher selten auf. Dabei ist dies der Ort, um wirklich zu leben. Wenn man meditiert, erkennt man, dass es in der Gegenwart gar keine Nöte, böse Menschen oder erhoffte Lottogewinne gibt, sondern nur das, was jetzt tatsächlich ist, und das ist meistens gar nicht so schlecht. Viele werden bei dieser Aussage widersprechen, aber wenn man sich vollständig und ausschließlich mit dem Jetzt verbindet, lösen sich sogar Ängste auf, denn sie sind wie so vieles nichts anderes als Projektionen in die Zukunft mit dem Inventar der Vergangenheit.

Voll im Hier und Jetzt zu sein lässt uns tiefes Glück empfinden, vollkommene Zufriedenheit, ja, Ekstase. Solche Momente sind rar, aber fast jeder hat schon welche erlebt, meist dann, wenn wir etwa überwältigt werden von einem atemberaubenden Anblick in der Natur, wenn wir versunken sind in das, was wir hingebungsvoll tun, oder wenn wir gerade rasend verliebt sind und »man keinen Augenblick versäumen will«.

Meist meinen wir in solchen Momenten, unser Glück hängt mit dem Ort zusammen, an dem wir es erleben, mit der Tätigkeit, mit der wir es verbinden, oder den Menschen. Aber in Wirklichkeit passiert etwas in unserem Kopf – wir hören auf zu denken und sind plötzlich nur noch in der Gegenwart. Vorwiegend überfallen uns diese ersehnten Zustände (natürlich viel zu selten) unverhofft. Doch man kann sie auch herstellen – zum Beispiel durch Meditation. Dabei übt man, Gedanken loszulassen, sich von nichts ablenken zu lassen, ganz präsent zu sein. Und so ungewöhnlich es erst einmal klingt, Meditation ist eine ausgezeichnete Vorbereitung für bewussten Sex.

Wenn Sie vom Meditieren das Bild haben, längere Zeit unbequem im Schneidersitz zubringen zu müssen, dann gibt es eine gute Nachricht: Sie können Ihren Sex zur Meditation machen. Und damit laden Sie die Ekstase in Ihr Liebesleben ein.

Mit Ekstase assoziieren die meisten wahrscheinlich den dreistündigen Superorgasmus für beide Partner, aber das wäre erstens Ausdruck von Leistungsdenken und zweitens ein Ziel. Und Ziele sind immer in der Zukunft angesiedelt. Wenn Sie hingegen Ihre Gedanken loslassen, nichts unbedingt erreichen wollen im Sex und intensiv einfach nur spüren, was Sie spüren, und eindringlich tun, was Sie tun – also ganz in der Gegenwart sind –, dann führt das zu einem Gefühl von Ausdehnung, zu einem tiefen Ankommen und Wohlfühlen, das sich ekstatisch anfühlen kann, von sanft und wenig spektakulär bis orgasmisch. Jegliche Gier oder Unlust verschwindet. Es ist ein Zustand, in dem Energie einfach fließt, weil man sie nicht mehr erzwingen will. Wenn man als Paar für Momente vollkommen präsent ist, verliert man das Zeitgefühl, fühlt sich unendlich verbunden und einig mit dem Leben. Man ist glücklich, ohne dass etwas Bestimmtes geschehen muss.

Warum wir uns der Gegenwart verweigern

Präsenz ist das Tor zu wunderschönen Erfahrungen, aber es steht einiges an Hindernissen davor.

So wird man häufig durch Gedanken abgelenkt – entweder man hat Michael oder Michelle im Kopf, die viel besser im Bett waren als Karl oder Carola, oder man denkt an alles Mögliche. Assoziationsketten ergeben sich blitzschnell. Gerade noch hat man sich tief in die Augen geschaut, und im nächsten Moment fragt man sich, ob die Jüngste vielleicht doch eine Brille braucht und man einen Termin beim Augenarzt machen sollte. Und so sind wir meist mehr oder weniger innerlich auf Abwegen, während die Körper das anstellen, was sie gewöhnt sind – die Standardnummer beim Sex schafft man auch ohne wirkliche Aufmerksamkeit.

Manchmal will man gar nicht ganz im Hier und Jetzt sein, zum Beispiel, wenn der Partner Angewohnheiten hat, die einen stören. Wenn er falsch streichelt, zu laut schnauft, sie so uninteressiert aussieht, er sich zu ruckartig bewegt – all das kann rasch dazu führen, dass man es gern anders hätte. Schöner, besser. Nicht so wie jetzt in diesem Moment. Aber weil man nichts sagen will, hält man durch, macht weiter, hofft, dass das Störende sich bessert oder aufhört. Damit verabschiedet man sich aus der Gegenwart und nimmt meist Zuflucht zu Fantasien, auch wenn einem am Aussehen des Partners etwas nicht gefällt.

Der Sex, so wie er gerade stattfindet, ist häufig nicht richtig. Er kann zu lang dauern, ermüden oder zu rasant ablaufen, zu wenig sein. Was bleibt, ist die vage Vorstellung, dass es einmal gigantischen, schönen, eben richtigen Sex geben wird – mit dem eigenen Partner oder einem anderen –, irgendwann in der Zukunft, als Sehnsucht, die sich nie erfüllt.

Da wird man zur Sexgöttin oder zum begnadeten Liebhaber, da ist man stark und romantisch, sexy und einfallsreich. Irgendwann, aber nicht jetzt. Und schon ist man wieder im Kopf woanders und nicht in der Präsenz. So einfach es auch ist, sich vorzustellen, was in der Zukunft im Bett stattfinden soll, tatsächlich passieren wird es nur im Jetzt, in der tatsächlichen, realen Situation.

Auch wer einen Plan hat, ist weit entfernt von der Gegenwart. Alles, was man gehört oder gelesen hat, fließt hier ein, man will es ja gut machen. Nehmen wir das Vorspiel: Die meisten Männer würden gern schneller zur Sache kommen, haben aber gelernt, der Frau auch ihren Spaß einzuräumen. Und so streicheln und schrauben sie, was das Zeug hält. Wenn sich die Frau später beschwert, alles sei so mechanisch gewesen, ist der Mann natürlich gekränkt, denn er hat sich so bemüht und weiß nicht, was er falsch gemacht haben soll. Auch die Frau arbeitet häufig einen Plan ab, indem sie versucht, dem Mann zu gefallen, sich windet und stöhnt in gespielter Ekstase. So richtig hat keiner was davon. Einen Plan zu haben bedeutet: Ich weiß, was ich tun werde, und ich weiß, was geschieht. Das ist keine Präsenz. Das ist ziemlich langweilig.

Wirklich in der Gegenwart sein bedeutet, dass ich keine Ahnung habe, was im nächsten Moment geschieht, dass ich so in Kontakt mit dem Augenblick bin, dass alles, jede noch so unscheinbare Berührung, zum Abenteuer wird – und das ist der Schlüssel zu Intensität. Wenn man immer wieder vollkommen präsent sein kann, braucht es keine ausgefeilten Techniken. Dann ist jedes Mal das erste Mal. Und es ist nicht langweilig, selbst wenn man stets das scheinbar Gleiche tut.

Ein häufiger Grund, sich der Gegenwart zu verweigern, sind belastende Erinnerungen. Sie bewirken, dass man sich in der Sexualität nicht fallen lassen kann, sich zurückhält, erstarrt, wenn man ins Fließen kommen möchte. Ängste und Traumata stehen wie Wächter über ein als gefährlich eingestuftes Gebiet. Sie sagen: »Stopp, hier geht es nicht weiter, hier tut es weh.«

Irmgard wurde im Alter von achtzehn Jahren vergewaltigt. »Anfangs war es sehr schlimm. Ich war trotzig, sagte mir, ich bin stark, wollte den Albtraum einfach wegschieben, vergessen. Aber ich hatte ständig Flashbacks und konnte gar nicht mehr genießen. Jedes Mal, wenn ich Sex hatte, war die Erinnerung wieder da, wobei all meine Partner liebevoll waren. Das ging Jahre so. Mit Jörg wurde es schließlich langsam besser. Wenn er spürte, dass ich wieder steif und starr wurde, hielt er inne, während er in mir war, und sagte: ›Schau mich an, ich bin es. Schau mich an, komm hierher zu mir. Was spürst du, spürst du mich?‹ Und irgendwann war es dann ein Ja. Ich spürte ihn und konnte aus dem alten Film immer öfter aussteigen.«

Was geschehen ist, kann nicht rückgängig gemacht werden. So schwer es ist, Präsenz herzustellen, wenn es Verletzungen gibt, so wichtig ist es, es genau deshalb zu versuchen. Nur in der Gegenwart lassen sich die Ängste auflösen. Das geschieht, indem wir innehalten und gewahr werden, was gerade ist.

Die hohe Kunst der Aufmerksamkeit

Auch ohne traumatische Vorerlebnisse ist der ganz normale Gedankensalat ein unermüdlicher Störfaktor, er sprießt ständig und ungefragt, selbst wenn es im Bett noch so schön ist. Lassen Sie ihn nicht zu sehr ins Kraut schießen, kehren Sie immer wieder in die Gegenwart zurück. Wenn Sie absichtlich flüchten, sollten Sie sich auf die Suche begeben und herausfinden, woran es liegt. Stört mich etwas an meinem Partner? Kann ich es ändern, indem wir drüber reden? Oder ist es einfach eine schlechte Angewohnheit von mir, meinen Partner gedanklich allein zu lassen? Stelle ich mir lieber außerirdischen, galaktischen Sex mit irgendjemandem irgendwann vor, anstatt präsent zu sein in unserem gewöhnlichen Bettgestöber, jetzt, hier, mit genau diesem Menschen in genau diesem Körper?

Verzichten Sie darauf, sich ein Dinner im Siebenundzwanzig-Sterne-Restaurant vorzustellen, das man vielleicht einmal haben könnte und ein wahnsinniger Hype wäre. Erleben Sie lieber die Wonne, ein richtig gutes Butterbrot einfach gründlich zu schmecken.

Wenn Sie dazu neigen, beim Sex einen Plan zu haben, dann hilft es, wenn Sie mit Ihrem Partner in einen offenen Austausch über Ihr Liebesleben treten und den Flüsterkontakt pflegen. Trauen Sie sich, nach den Wünschen zu fragen – so können Sie von Moment zu Moment entscheiden, wohin Sie sich leiten lassen. Ob sie heute gestreichelt, gekitzelt oder überfallen werden will. Ob er heute gebremst oder angefeuert werden sollte. Wie lange Sie das Ohrläppchen beknabbern dürfen oder wann Innehalten für Sie beide am schönsten ist.

Um gegen Ängste und Traumata anzugehen, braucht es

Liebe und Mut. Der schlimmste Verhinderer einer jeden Veränderung ist die Angst vor der Angst.

Sonja hatte nach einer schlechten Erfahrung jeden Kontakt mit Männern abgeblockt. Damals war ein netter Flirt beim Tanzen außer Kontrolle geraten. Sie wollte eigentlich keinen Sex, konnte aber nicht richtig Nein sagen. Seitdem löste jeder geringste Flirtversuch Panik bei ihr aus. Sie nahm zwanzig Kilogramm zu, kleidete sich unvorteilhaft und ließ ihre dichten, kastanienbraunen Haare ungepflegt herunterhängen. Um diese Abwärtsspirale zu durchbrechen, brauchte sie den Mut, sich ihrer Angst zu stellen. Sie tat dies in einer Frauenselbsterfahrungsgruppe. Begleitend hat sie über afrikanischen Tanz zu einer feurigen Kraft in sich gefunden, die ihr ermöglichte, dem anderen Geschlecht wieder eine Chance zu geben.

Bei Männern kann die Angst vor der Angst dazu führen, dass ein kleines Schwächeln ihres Helden zu einem ständigen Potenzproblem führt. Flirten und Schmusen bescherten Moritz sehr wohl eine kräftige Erektion, aber sobald der Gedanke auftauchte, Sex zu vollziehen, flaute sie schlagartig ab. Längere Beziehungen hatte er keine, bis er eine Frau traf, die sagte, sie könne ohne Sex leben, nicht aber ohne Erotik. Die beiden entwickelten eine richtige Kunst des Genießens. Und dabei kehrte seine Standhaftigkeit ganz von selbst wieder zurück.

Übungen für Präsenz werden nicht selten mit dem Argument abgebrochen, dass diese doch lächerlich seien: »Was soll das bringen?« Dabei ist es überhaupt nicht lächerlich, sich zum Beispiel gegenüberzusitzen und sich wirklich anzuschauen. Aber es kann höchst konfrontierend sein, und deshalb regen sich Widerstände. Vielleicht liegt das daran, dass bewusst eingeforderte Präsenz meist mit unangenehmen Situationen verbunden wird. Hatte man als Kind etwas angestellt und wurde anschließend zur Rede gestellt, hieß es oft: »Schau mich an, was hast du getan?« Sie müssen sich eventuell an ein paar negativen Erinnerungen vorbeizwängen, um in den neuen Raum zu kommen, um lustvoll, warm und liebevoll erotisch anwesend zu sein. Im Grunde heißt es nichts anderes, als wahrhaftig zu sehen und gesehen zu werden.

Ein Sich-Einüben in Aufmerksamkeit kann auch viel Spaß machen und herrlich anregend sein.

Erweckung der Sinne

Die Augen sind unsere wichtigsten Sinnesorgane und bestreiten normalerweise den Löwenanteil der Wahrnehmung. Sobald wir die Augen schließen, werden die anderen, oft vernachlässigten Sinne stark angeregt. Dies machen wir uns bei diesem erotischen Partnerritual zunutze. Sie werden dadurch sehr lustvoll in die Präsenz gelockt. Auch Männer lieben diese Zeremonie. Ein Durchgang dauert etwa eine Dreiviertelstunde, wobei einem die Zeit nicht lang vorkommt.

Bereiten Sie kleine Häppchen vor, verschiedene reife Obstsorten, Käsestücke, auf jeden Fall wohlschmeckende Leckereien, vielleicht geben Sie in ein Glas auch etwas süßen Likör. Außerdem benötigen Sie Angenehmes zum Riechen – natürliche ätherische Öle sind da sehr geeignet –, einige Dinge wie kleine Glöckchen oder Rasseln, um damit Geräusche zu machen, einen Luffahandschuh, eine Federboa, einen Seidenschal oder Ähnliches, um taktile Reize zu erzeugen. Legen Sie leise, unauffällige Hintergrundmusik auf, und verstecken Sie die ausgesuchten Utensilien in Griffweite. Tragen Sie leichte Kleidung; wenn es warm genug ist, können Sie das Ritual auch mit nacktem Oberkörper erleben. Sie sollten beide kein Wort sprechen, und der empfangende Partner darf nichts tun – außer genießen und vielleicht wohlig seufzen.

Laden Sie nun Ihren Partner ein, bequem Platz zu nehmen. Am schönsten ist es, wenn er nicht weiß, was ihn erwartet. Begrüßen Sie sich bewusst, vielleicht mit einem tiefen Blick in die Augen, einer kleinen Umarmung oder einer Verbeugung voreinander. Danach verbinden Sie ihm die Augen.

Beginnen Sie jetzt damit, die Häppchen an Ihren Partner zu verfüttern; Sie können die Finger dazu benutzen, oder Sie haben die Leckereien vorher als Cocktailspieße präpariert. Halten Sie ihn ruhig ein wenig hin. Wenn Sie saftiges Obst wie Mango gewählt haben, können Sie mit den einzelnen Stücken zuerst seine Lippen benetzen, bevor Sie ihn abbeißen lassen. Schön langsam, es geht nicht darum, satt zu werden! Stippen Sie Ihren Zeigefinger in Fruchtjoghurt oder Mousse au Chocolat, und lassen Sie ihn von Ihrem Partner ablutschen. Tauchen Sie Fruchtstückchen in den Likör, an denen er erst nur schnuppern darf, bevor er das Häppchen bekommt.

Als Nachspeise gibt es ein Duftereignis. Halten Sie Ihrem Partner Ihr Lieblingsparfum unter die Nase oder ein ätherisches Öl, auf jeden Fall etwas, das angenehm riecht. Bewegen Sie den Duft ganz langsam an die Nase heran, so wird die Sensitivität weiter erhöht.

Nach dem Dinner folgt ein kleines Konzert. Klimpern Sie mit einem Schlüsselbund, zupfen Sie ein paar Saiten auf der Gitarre, oder spielen Sie einige Töne auf einem anderen Musikinstrument, klingeln Sie mit einem Glöckchen. Wenn Sie sich dabei im Raum umherbewegen, ergibt das ein spannendes Klangerlebnis. Aber nicht zu laut werden! Mit verbundenen Augen erschrickt man sehr leicht, wenn man nicht weiß, was als Nächstes von woher kommt.

Anschließend gehen Sie zu sinnlichen Berührungen über. Lassen Sie den Seidenschal über die nackte Haut gleiten und auch die anderen Dinge, die Sie dafür vorbereitet haben. Nehmen Sie Ihre Hände zu Hilfe, streicheln Sie sanft und zärtlich mit Ihren Fingernägeln und mit Ihren Haaren.

Zum Abschluss setzen Sie sich hinter Ihren Partner, umarmen ihn noch ein paar Minuten und nehmen danach die Augenbinde ab. Schauen Sie sich in die Augen, und lassen Sie sich Zeit, das Erlebte nachklingen zu lassen. Tauschen Sie sich in Ruhe über Ihre Empfindungen aus.

Wenn Ihr Partner möchte, können Sie jetzt seine Rolle einnehmen. Auch wenn der Überraschungseffekt nicht mehr gegeben ist, wird es ein lustvolles kleines Fest!

Aufs Intimste berühren

Unsere *private parts* sind keine Körperteile wie alle anderen. Sie sind etwas Besonderes, sie werden sorgfältig verhüllt, hochstilisiert oder ignoriert, und die eigenwillige und nicht selten neurotische Beziehung, die wir zu unseren Genitalien haben, führt dazu, dass wir sie mehr oder weniger benutzen, ohne sie wirklich zu spüren. Doch wenn wir unsere Genitalien nur wie Werkzeuge verwenden, fließt wenig Energie zwischen Mann und Frau. Der lieblose Umgang mit ihnen ist vermutlich einer der Gründe, keine Lust auf Sex zu haben. Lenken wir unsere Aufmerksamkeit wohlwollend und direkt auf die Organe, mit denen wir uns sexuell verbinden, öffnet sich das Tor zu einer reicheren erotischen Welt. Eine heile

Beziehung zu den Genitalien ebnet den Weg dafür, im Sex wahrhaftig, ehrlich und lebendig zu sein.

Wenn Sie eher unkompliziert sind, können Sie sich vermutlich leicht auf die nachfolgenden Anregungen einlassen. Sollten Sie als Frau den Penis aber nicht wirklich mögen und als Mann eine Vagina noch nie richtig angeschaut haben, ist es doppelt wichtig für Sie, sich mit der unteren Etage Ihres Körpers zu beschäftigen – aber auf hohem Niveau.

Sich mal richtig aussprechen

Um sich den Genitalien auf anspruchsvollem Level zu nähern, gibt es nichts Besseres als ein ehrliches Gespräch. Viele Männer unterhalten sich bereits regelmäßig mit »ihrem Willi«. Einfach deshalb, weil der Kerl ein aufdringliches Eigenleben führen kann und dadurch Gesprächsstoff liefert, so etwa zur Frage: »Wer ist der Boss von uns beiden?« Frauen sprechen seltener mit ihrer Vagina. Dabei ist es ein gutes Mittel, um in einen lebendigen Kontakt zu kommen, wenn man einen Körperteil von sich selbst zu einer »Persönlichkeit« macht. Paare, die sich »unterhalb der Gürtellinie« miteinander unterhalten, gewinnen viele interessante Informationen über ihren Sex.

Die richtige Sprache ist dabei natürlich wichtig. Das normale Repertoire, mit dem man sich über die Genitalien austauscht, umfasst häufig Schweigen, peinliches Stammeln, sachliche Hinweise oder zynische beziehungsweise coole Sprüche. Wenn Sie Ihre privatesten Teile selbst zu Wort kommen lassen, versuchen Sie am besten einen liebevollen Ton anzuschlagen. Oder Sie scherzen mit ihnen, ohne platt oder ironisch zu werden – oft erleichtert das den Einstieg.

Spätestens jetzt brauchen Sie Namen für Ihre Genitalien (s. S. 175), und für mehr Intensität ist es auch günstig, wenn Sie etwas Übung mit der »Erst du, dann ich«-Methode (s. S. 162) haben. Bewährt haben sich für diesen Austausch zwei Gesprächsinhalte.

So können Sie sich über Ihre Vorgeschichte unterhalten: Wie sahen die ersten sexuellen Erfahrungen für unsere Genitalien aus? Was haben sie mit vorherigen Partnern erlebt? Weiterhin bietet es sich an, über die jetzige Partnerschaft zu reflektieren: Was haben unsere Genitalien mit uns durchgemacht? Welche Wünsche haben sie?

Für diese besondere und sicherlich auch ungewohnte Unterhaltung sind Sie beide nackt. Setzen Sie sich entspannt gegenüber. Sie können auch die Liegeposition wählen.

Begrüßen Sie sich bewusst und aufmerksam:

»Hallo Monika, schön, dass wir uns Zeit füreinander nehmen.«

»Hallo Stefan, ich danke dir, dass du da bist.«

Es muss sich nicht intelligent anhören, was Sie da von sich geben, es muss nur wahr sein. Danach begrüßen Sie Ihre Genitalien, ernst oder ein wenig scherzend, ganz wonach Ihnen zumute ist:

»Hallo Jenny, ich habe gehört, dass wir uns heute unterhalten.«

»Hallo Johnny, ich freu mich, dass wir mal ein Wort miteinander sprechen können!«

Legen Sie nun beide Ihre Hände über Ihre eigenen Genitalien, und nehmen Sie Kontakt zu ihnen auf, indem Sie sich einige Augenblicke ausschließlich auf sie konzentrieren. Anschließend beginnt einer von Ihnen zu erzählen, der andere hört zu und schenkt dem Berichtenden seine Aufmerksamkeit. Am besten ist es, wieder vorher eine bestimmte Zeit zu vereinbaren. Achten Sie darauf, dass keine längeren Pausen entstehen, riskieren Sie es lieber, dummes Zeug zu plappern.

Nehmen Sie die Perspektive der Genitalien ein, und sprechen Sie in dieser Rolle in der ersten Person Singular. Sie selbst kommen in der dritten Person vor.

Sie können konkret erzählen oder mit Umschreibungen manchen Dramen die Schärfe nehmen. Sie können auch auslassen, was zu konfrontierend ist, aber seien Sie sonst ehrlich.

Bei Monika könnte sich die Vorgeschichte so anhören: »Also, mein erstes Mal habe ich nicht so schön gefunden, der Johnny von Monikas Freund war sehr unhöflich zu mir. Natürlich konnte er es nicht besser, weil er keine Ahnung hatte, wobei ich aber auch nicht viel mehr Bescheid wusste. Trotzdem war es nicht gut. Dann hatte ich eine ziemlich wechselvolle Zeit, Monika hat nicht wirklich aufgepasst, mit wem sie sich eingelassen hat ...«

Ein möglicher Beitrag von Stefan zu seinen frühen Erfahrungen könnte so lauten: »Das war schon komisch, von Stefan immer nur herausgeholt zu werden, wenn ihm langweilig war. Und ich habe ihm kaum gefallen, nie war ich gut genug. Er hat mich stets verglichen, fand mich entweder zu dünn oder zu krumm. Oder mit der Vorhaut war etwas nicht in Ordnung. Lange hatte ich richtige Komplexe, und ich war, glaube ich, recht rabiat zu den Frauen, denen ich begegnet bin. Aber Stefan wollte ihnen beweisen, was für ein toller Kerl ich bin!«

Wenn die jeweilige Redezeit abgelaufen ist, nehmen Sie sich einige Minuten, in denen Sie sich vielleicht nur bei den Händen halten. Wenn Sie so kommunizieren, kommt oft ein tiefes Mitgefühl mit der eigenen sexuellen Vergangenheit und der des Partners zum Vorschein.

Beim zweiten Thema – Johnny und Jenny tauschen sich über die erotische Gegenwart in ihrer Partnerschaft aus – ist die Gelegenheit zu Seitenhieben und Klagen natürlich verlockend. Achten Sie deshalb darauf, bewusst positiv und freundlich zu formulieren – die Feedback-Sandwich-Methode (s. S. 171) leistet hier gute Dienste. Jenny könnte zum Beispiel sagen: »Ich kann mich glücklich schätzen, dass Monika jetzt so einen aufmerksamen Freund hat. Er gibt sich wirklich Mühe, mich zu verstehen und mir Freude zu bereiten. Am Anfang unserer Beziehung ging doch alles recht hopplahopp, und Johnny war mir manchmal ein wenig unheimlich. Ich finde es klasse, dass wir gemeinsam weiterlernen, und ich hätte Lust, vielleicht einmal meinen G-Punkt zu erforschen.«

Anschließend kommt Johnny zu Wort: »Ich war ja lange der Meinung, dass ich bei Monika zu wenig gefragt bin, dass sie mich nicht richtig mag und mich ein wenig mit spitzen Fingern anfasst. Nie hätte ich gedacht, dass sie sich vor mir fürchtet. Jetzt kann ich sie besser verstehen, und ich hoffe, auch mit Jenny intensiveren Kontakt zu bekommen. Ich werde gut aufpassen, dass es ihr gefällt.«

Umarmen und bedanken Sie sich zum Abschluss.

Mit diesen Gesprächen ermöglichen Sie Jenny und Johnny, eine vertrauensvolle Beziehung miteinander aufzubauen, und Sie werden einiges über sich selbst und den anderen erfahren.

Der zärtliche Zugriff

Es ist fremd, Genitalien nur zu halten. Das sind sie nicht gewohnt. Normalerweise machen wir ständig etwas damit. Wenn eine Frau den Penis eines Mannes in die Hand nimmt, leuchtet bei ihm sofort das Feuerwehrsignal auf: »Sie will Sex.« Er wird alle Pumpen anwerfen, um eine Erektion zu bekommen, und sobald er eine hat, zum Einsatz ausrücken. Berührt ein Mann eine Frau intim, will er sie meist sofort erregen, und sie weiß, dass ihr Orgasmus für ihn das Größte wäre. Oft zittert der Mann vor aufgestauter Erwartung, und dies ist für viele Frauen ein echter Killer ihrer erst zart keimenden Lustgefühle.

Wenn wir die Genitalien nur halten und ganz bewusst auf jegliche Stimulation verzichten, können Wahrnehmungen hochkommen, die noch nie die Gelegenheit dazu hatten. Dazu müssen Sie sich aber von Ihrer Zielvorstellung trennen, am Ende Sex haben zu wollen. Diese kausale Kette zu durchbrechen bringt Sie sofort in die Gegenwart – und an einen garantiert ungewöhnlichen Ort. Das Halten kann ein schönes Betthupferl sein. Sehr heilend ist es aber auch vor oder nach einer erotischen Massage, als bewusste Handlung. Und um es noch einmal zu betonen: Es geht hier nur ums Halten, um nichts anderes.

Um diese besondere Zärtlichkeitsvariante einzuüben, finden Sie zuerst eine Position, die für Sie beide bequem ist. Der gehaltene Partner soll sich geborgen fühlen, der Haltende sich nicht anstrengen müssen. Am schönsten ist es, sich halb sitzend ineinanderzuschmiegen. Aber auch eine Rücken- oder Seitenlage ermöglicht den zärtlichen Zugriff.

Dazu legt der Mann eine oder beide Hände über Schamhügel und Vagina und versucht sich so gut wie möglich zu entspannen. Bleiben

Sie in dieser Position für eine Weile. Spüren Sie einfach nur dem nach, was Sie dabei empfinden. Nehmen Sie Kontakt auf zu diesem Wesen unter Ihrer Hand. Vielleicht brodelt ungeduldiges Begehren in Ihnen, aufkeimende Lust, vielleicht aber auch die Energie des kraftvollen Beschützers. Es ist extrem wichtig, dass Sie sich beherrschen und nicht doch wieder anfangen zu streicheln. Jedes kleinste bisschen ist zu viel – außer wenn die Frau es ausdrücklich wünscht und das auch sagt. Aber meist ist das passive Gehaltenwerden richtig. Bergen Sie die Vagina in Ihrer großen warmen Hand, vergegenwärtigen Sie sich die Verletzlichkeit dieses geheimnisvollen Orts, und halten Sie Ihre Partnerin nahe an Ihrem Herzen.

Jetzt ist Vorsicht angebracht. In dieser Situation öffnen sich Frauen sehr leicht, manche sind tief berührt, so zärtlich gehalten zu werden, ohne etwas leisten zu müssen. Sie meinen dann oft, bereit zu sein für Sex. Wenn der allerdings wieder als Standardnummer abläuft, werden sie sich subtil missbraucht fühlen. Deshalb ist es besser, wenn sie das Halten ohne Sex beenden. Und wenn es doch dazu kommt, gestalten Sie es als stilles und präsentes Liebemachen.

Wundern Sie sich nicht, wenn während des Haltens starke Gefühle auftauchen, etwa Angst vor einem sexuellen Übergriff. Der Stress, bereit sein zu sollen, kann sehr groß sein. Auch Erinnerungen an beschämende Erlebnisse können an die Oberfläche gelangen. Wenn Tränen aufsteigen, weinen Sie. Es gibt kaum eine heilendere Erfahrung für die Frau, als so gehalten zu werden, körperlich und seelisch. Für die Intimität in der Partnerschaft ist das ein großer Gewinn:

»Seit wir uns gelegentlich halten, fühlt sich meine Yoni wärmer an. Mir kommt sie auch tagsüber einfach mal in den Sinn, und es ist dann sehr angenehm da unten. Ich bin auch offener für Sex geworden, weil er nicht mehr zwangsläufig sein muss.«

Für den Mann ist es ein großer Unterschied, ob er mit einer Erektion gehalten wird oder ohne. Wenn es pulst und drängt, erfordert es echtes Heldentum, loszulassen und sich nicht ständig zu wünschen, sie möge doch endlich richtig hinlangen. Das Halten mit einer Erektion sollten Sie in Betracht ziehen, wenn der Mann es selbst möchte, um eine überstarke Reizbarkeit zurückzufahren. Das kann ihm auch gelingen, wenn er sich in seine Erregung hineinentspannt. Für das stille Liebemachen ist dies eine intensive Vorerfahrung.

Als Frau hat man mehrere Halte-Möglichkeiten. Man kann die Hände zum Beispiel um die Hoden legen oder auf den Penis. Und wenn der gerade kein starker Ritter ist und sich vollkommen zusammengezogen hat, halten Sie alles im Körbchengriff. Für Männer, die immer stark sein müssen, und da unten am meisten, ist es eine sehr ungewöhnliche Erfahrung, wenn eine Frau die ganze entspannte Herrlichkeit einfach schützend in die Hand nimmt und tatsächlich nichts von ihnen erwartet. Ihr Weltbild gerät ins Wanken: Es muss keine Leistung erbracht werden! Entspannen dürfen ist nämlich auch für Männer eine wichtige Qualität in einer Beziehung. Und nicht selten kommt es dadurch zur Erektion. Wenn Sie beide wollen, können Sie dann Sex haben. Oder Sie machen gar nichts damit und genießen es einfach nur.

Das Halten kann auch Heilwirkung haben, besonders wenn der Mann Probleme mit seiner Erektion hat. Wenn es Ihnen gelingt, jedes Mal aufs Neue absichtslos zu halten, ist die Wahrscheinlichkeit groß, dass der müde Kämpfer aufersteht:

»Ich hatte jedes Mal Stress, wenn für mich erkennbar war, dass die Frau Sex von mir erwartet – in solchen Momenten ging gar nichts mehr. Vielleicht habe ich mir deshalb immer passive Frauen gesucht. Meine jetzige Freundin ist das jedoch nicht, und das war am Anfang eine Katastrophe. Jetzt legen wir uns einfach gemeinsam hin, wenn wir Lust auf Sex haben. Wir machen gar nichts, sie hält mich nur, und dabei entspannen wir uns. Eigentlich ist es völlig paradox: Lust zu haben und gleichzeitig zu akzeptieren, dass vielleicht gar nichts läuft. Doch innerhalb kurzer Zeit war ich bis auf wenige Male wieder bereit für mehr.«

Das gegenseitige Halten unserer Genitalien schafft Geborgenheit, macht uns lockerer, baut Schamgefühle und Abwehr ab und bringt uns in eine Offenheit, in der das freie Spielen möglich wird.

Und das ist ein großer Lustbringer auf dem Liebeslager.

Einladung in den Liebestempel

Frauen und Männer haben unterschiedliche Wünsche, wie sie an den Genitalien berührt werden wollen. Für Frauen ist der ganze Körper wichtig, sie wollen überall gestreichelt werden. Wenn ein Mann eine Frau dazu bringen will, dass sie sich danach sehnt, in ihrem Heiligtum angefasst zu werden, verwöhnt er sie am besten erst an allen anderen Stellen ihres Körpers. Männer, die sich nach zwei Sekunden anderweitigem Vorspiel auf die Suche nach der Klitoris machen, gehen von ihren eigenen Bedürfnissen aus. Sie nehmen ihren Penis meist übersteigert wahr, sodass sie oft das Gefühl haben, Frauen würden ihn vernachlässigen, schmähen, ignorieren. Letztlich gibt es nichts, was einem Mann so guttut, wie eine Riesenportion Aufmerksamkeit für seinen Prinzen.

Die folgenden erotischen Massagen tragen den Bedürfnissen beider Geschlechter Rechnung. Betrachten Sie sie als Heilungsrituale, als zeremonielle Handlungen, für die Sie einen Liebestempel aufsuchen. Und darin nennen Sie Ihre Genitalien am besten »Yoni« (Vagina) und »Lingam« (Penis), da diese Worte aus dem Tantra wie erwähnt einen Raum von Wertschätzung und Verehrung öffnen.

Legen Sie zur Vorbereitung – sie ist für beide Geschlechter gleich – den Massageplatz mit ein, zwei großen Handtüchern aus, denn es wird fettig werden. Wärmen Sie eine gute Portion Massageöl in einem Wasserbad an. Etwas mehr als Körpertemperatur ist ideal, sodass es beim Auftragen ein wohliges Gefühl hervorruft. Gut geeignet für erotische Massagen ist Kokosöl, da es sehr schön gleitet. Wenn Ihnen die käuflich erhältlichen Massageöle zu stark parfümiert sind, können Sie einfach reines Speisekokosfett hinzufügen, und zwar so viel, bis Sie die Intensität des Duftes als angenehm empfinden. Während der Massage sitzen Sie neben Ihrem liegenden Partner, am besten auf einem Sitzkissen. Denken Sie daran, dass Sie mit beiden Händen seinen ganzen Körper gut erreichen müssen. Sie sind beide nackt, der massierende Partner kann sich ein leichtes Tuch um die Hüften wickeln. Achten Sie darauf, dass Sie wirklich bequem sitzen, nur so können Sie entspannt massieren.

Ist alles parat, nehmen Sie Kontakt auf, indem Sie sich in die Augen schauen und zulächeln. Wenn Sie mögen, können Sie sich für die Begrüßung auch im Schneidersitz gegenübersitzen, die Hände falten und sich voreinander verneigen.

Für die Lingam-Massage legt sich der Mann jetzt auf den Rücken – und gibt sich dem hin, was folgen wird. Während der gesamten Zeit soll er ganz bei sich bleiben und seine Partnerin weder berühren noch selbst massieren wollen. Nicht vergessen: Sie ist eine Hohepriesterin im Tempel der Liebe.

Sie haben also begonnen, sanfte Musik spielt im Hintergrund, vor Ihnen liegt erwartungsvoll ein nackter Mann. An dieser Stelle spüren Frauen häufig Widerstände. Soll ich dieses Teil da unten wirklich anfassen, diesen oft aufdringlichen Kerl? Schön ist er ja wirklich nicht ... Tief sitzenden Widerwillen, Ängste, Verachtung, latente Aggressionen dem Penis gegenüber, diesem bedrohlichen männlichen Machtinstrument, trägt jede Frau in sich, wenn auch in unterschiedlichem Maße. Diese Ablehnung spüren wir oft nicht, wir müssen sie kompensieren – schließlich wollen wir ja Sex, und dazu brauchen wir den Penis. Das gespaltene Verhältnis zur männlichen Herrlichkeit zu heilen ist sehr bedeutsam für eine innige und intensive Sexualität. Eine Frau, die keine Furcht vor dem Penis mehr hat, liebt ihn, ob er nun zart oder stürmisch ist.

Um Zutrauen zu gewinnen, gibt es nichts Besseres, als ordentlich hinzulangen, wenn er zum Stillhalten verdonnert ist – und eben nicht das zu machen, was dieses Ding, das immer nur ein Ziel hat, erwartet. Deshalb nehmen Sie jetzt eine reichliche Portion des angewärmten Öls in die Hand und verteilen es auf dem Unterbauch und natürlich auch auf seinem Penis. Es sollte so viel sein, dass es ordentlich gleitet. Sie können mehrmals zum Öl greifen, wenn es zu stark einzieht. Und jetzt massieren Sie mit beiden Händen – eine bleibt dabei immer am Penis, er soll sich nie vernachlässigt fühlen. Vermeiden

Sie aber unbedingt das gewohnte Auf und Ab, sondern berühren Sie ihn auf jede erdenkliche andere Weise: Kneten Sie ihn ruhig kräftig, nehmen Sie beide Hände und reiben ihn so, als ob Sie ein Feuer entfachen wollen, umschmeicheln Sie die Hoden, streicheln Sie sanft mit der Handinnenfläche über die Eichel, trauen Sie sich, dieses reinste Stück Männlichkeit respektlos und zugleich liebevoll zu bearbeiten.

Die Erektion ist übrigens nicht wichtig. Versuchen Sie nicht, eine zustande zu bringen. Wenn Ihr Partner eine hat, müssen Sie entsprechend vorsichtiger arbeiten, damit es nicht zur Ejakulation kommt. Aber ansonsten toben Sie sich aus, er wird es lieben. Drücken Sie den Penis sanft, aber auch kräftig durch, ein- oder beidhändig, schieben Sie ihn wie einen Scheibenwischer langsam auf dem Unterbauch hin und her. Fragen Sie nach, wenn Sie sich nicht sicher sind, ob das, was Sie tun, angenehm ist. Stöhnen können Sie als ein Ja werten. Sie werden sich wundern, was Sie alles machen können, wenn genügend Öl für die Gleitfähigkeit sorgt.

Genießen Sie es, diesen Burschen einmal vollkommen in der Hand zu haben und so direkt und eindeutig mit ihm zu spielen. Werden Sie locker mit ihm, befreien Sie sich von einem zu großen Respekt vor ihm. Nebenbei lernen Sie ihn auch besser kennen, was er mag und was er nicht so genießen kann.

Nachdem Sie sich eine Zeit lang ausschließlich *ihm* gewidmet haben, dehnen Sie die Massage auf den ganzen Körper aus. Beide Hände bleiben dabei ständig im Kontakt, außer Sie benötigen mehr Öl. Eine Hand verwöhnt weiterhin den Penis, und zwar abwechselnd die rechte oder linke, die andere streichelt und streicht, was sie zu fassen bekommt, nach oben und unten, in Schleifen und Kreisen aus: Beine, Oberkörper, Arme. Alles wird in ruhigen Bewegungen ausgeführt. Auf diese Weise helfen Sie Ihrem Partner, die sexuelle Energie aus dem Becken in die Peripherie zu lenken und seinen ganzen Körper lustvoll wahrzunehmen.

Ach ja, der Abschluss! Männer, am besten wäre es, nicht zu ejakulieren, sondern einfach nur jeden Augenblick intensiv zu genießen und die Massage tatsächlich kurz vor dem Höhepunkt zu beenden. Dabei hilft es, den Beckenboden kräftig und einige Sekunden lang anzuspannen und die sexuelle Energie ins Herz hochzuatmen. Die zweitbeste Variante: Orgasmus und Ejakulation zuzulassen, aber den Körper so wenig wie möglich anzuspannen. Währenddessen tief atmen, dann dehnt sich der Orgasmus aus und strömt auch in den Körper.

In dieser Situation mit der Partnerin zum Sex überzugehen ist naheliegend, aber nicht unbedingt empfehlenswert. Das Ritual wirkt einfach stärker, wenn Sie Ihr Erleben nicht vereinigen, sondern jeder seine Erfahrungen macht. Wenn Ihnen die Ölmassage aber Spaß macht, können Sie sie gelegentlich als Vorspiel genießen.

Die Yoni-Massage – Lust überall

Im Unterschied zur Lingam-Massage geht es bei der Yoni-Massage nach der Begrüßung nicht direkt an die erogenen Kernzonen.

Sie sind ein Mann, und vor Ihnen liegt eine nackte Frau, die Sie gut kennen. Beobachten Sie sich aufmerksam: Keimt da gerade eine zielgerichtete Gier in Ihnen auf, vermischt mit leichtem Frust bei der Vorstellung, erst lange herummassieren zu müssen, bevor ... Männer haben selten den Wunsch, mit dem Körper einer Frau in tiefe Verbindung zu gehen. Besonders die Vagina ist ein potenziell gefährlicher Ort. Sie wollen zwar rein, aber auch schnell wieder raus.

Nutzen Sie die Chance, jegliche Hast loszulassen und sich einfach nur aufmerksam und liebevoll Ihrer Partnerin zu widmen. Sich nicht zu fragen: Was macht sie geil? Wie kann ich sie zum Sex klarmachen? Stattdessen geht es nur darum: Was wünscht sie sich jetzt? Wenn Sie das beherzigen, kann sich auch eine Frau, die starke Widerstände in sich trägt, öffnen und ins erotische Fließen kommen. Und Sie selbst lernen, ein klasse Liebhaber zu werden.

Die Frau liegt auf dem Bauch. Widmen Sie sich ausführlich ihrer Rückseite, nehmen Sie ausreichend Öl, verteilen Sie es zügig und großzügig. Massieren Sie dabei mit langen, streichenden Bewegungen. Beglücken Sie den Po mit Aufmerksamkeit, aber nicht zu viel, fragen Sie im Flüsterton nach, wie sie es lieber mag, sanft oder kräftig. Vielleicht räkelt sie sich genussvoll in Ihre Hände hinein, und Sie empfinden das wechselseitige Aufeinander-Eingehen wie ein beglückendes Zwiegespräch.

Solange eine Frau auf dem Bauch liegt, fühlt sie sich sicher. Sobald sie sich umdreht, liefert sie sich aus. Deshalb ist Achtsamkeit gefragt, sobald Sie zur Vorderseite übergehen. Streichen Sie auch jetzt mit viel Öl über den gesamten Körper. Berühren Sie alle Partien, beachten Sie aber dabei, die Brüste und das Lustgärtchen zwischen den Beinen nicht wesentlich intensiver zu massieren als die übrigen Partien. Verwöhnen Sie Ihre Partnerin, aber versuchen Sie nicht, sie heiß zu machen. Es geht nicht um Stimulation, sondern um vertrau ensbildende Maßnahmen auf unbewusster Ebene.

Lassen Sie alle zielführenden Wünsche los, und bleiben Sie ganz im gegenwärtigen Genießen. Fragen Sie Ihre Partnerin, ob sie an ihrer Yoni berührt werden möchte. Akzeptieren Sie ein Nein – und massieren Sie weiterhin den ganzen Körper.

Falls Sie ein Ja als Antwort bekommen haben, beginnen Sie mit einem Halten der Yoni. Legen Sie dazu beide Hände schützend über die Vagina, und spüren Sie ein paar tiefe Atemzüge lang gemeinsam hin. Noch stärker ist es, wenn Sie dazu summen. Danach streicheln und kneten Sie Schamlippen und Klitoris und fragen immer mal wieder flüsternd nach, wie es für Ihre Partnerin ist, was sie möchte. Manche Frauen wünschen sich diese intimen Berührungen interaktiv, mit viel Austausch, andere wollen nur genießen und gar nichts sagen. Richten Sie sich nach den Vorstellungen Ihrer Partnerin.

Als Nächstes können Sie mit ein oder zwei Fingern respektvoll die Vagina innen erkunden, erfühlen. Die andere Hand sollte immer am Körper der Frau bleiben, an einer Stelle, die eine gute Balance darstellt, zum Beispiel über dem Herzen oder dem Unterbauch. Lassen Sie diese Hand dort ruhen, oder bewegen Sie sie in sanften Kreisen.

Manche Frauen fühlen sich nach einiger Zeit richtiggehend »satt« und haben genug. In dem Fall legen Sie eine Hand auf ihr Herz und die andere auf ihren Schamhügel oder über ihre Vagina. Bleiben Sie eine Weile in dieser Haltung, und atmen Sie gemeinsam.

Andere Frauen sind so stark angeregt, dass sie sich direkte erotische Stimulation und einen Orgasmus wünschen. In dem Fall dürfen Sie gemeinsam dafür sorgen und der Lust freien Lauf lassen. Von Sex zu zweit sollten Sie aber absehen. Da Sie in dieser Massage als Heiler auftreten, erlebt die Frau sich beschützt und in der Integrität ihres Körpers bestärkt. Lassen Sie diese Erfahrung für sich stehen.

Präsenz in der Begegnung mit dem Partner

Augenkontakt macht den Sex intim

Sich in die Augen zu schauen und zu umarmen sind scheinbar banale Formen der Begegnung. Aber nur, wenn wir sie oberflächlich abhandeln. Sie können ultimative Übungen in Präsenz sein, intensiv, konfrontierend, berührend. In einer tiefen Augenverbindung und einer verschmelzenden Umarmung haben wir die Chance, uns und den anderen wirklich wahrzunehmen, Moment für Moment.

Mit unseren Augen kommunizieren wir ständig. Wir bitten mit ihnen, fragen, laden ein, flehen, stellen ein Gegenüber zur Rede, durchbohren es. Mit einem gut trainierten Blick kann man manipulieren, und wer einem Kontakt ausweicht, hat entweder etwas zu verbergen oder ist schüchtern und gehemmt.

Augen sind aber mehr als ein Teil der Körpersprache, sie sind die Fenster zur Seele. »Schau mir in die Augen, Kleines« – dieser Satz von Rick (Humphrey Bogart) in dem Film *Casablanca* ist nicht umsonst zum Klassiker geworden. Den tiefen Blick fordern wir, wenn wir zum Wesen eines Menschen vordringen wollen. Wenn wir aufrichtig sein wollen. Wenn zwei sich so ansehen, verschmelzen sie miteinander, dann fließen Liebe und Energie.

Es ist schwer, unserer Umwelt ständig mit dieser Offenheit zu begegnen. Deshalb können die Fenster der Seele auch die Jalousien herunterlassen, und bei manchen ist das Glas verspiegelt.

Schließen wir die Augen, sind wir bei uns. Wir können ungesehen überallhin verschwinden, in Fantasien flüchten. Oder auch intensiver spüren, tasten, riechen und schmecken, da die Aufmerksamkeit nicht durch Äußerlichkeiten abgelenkt wird. Wer ein Pokerface aufsetzt, lässt nicht zu, dass man ihm in die Seele schaut. In der Partnerschaft kann ein solcher Blick, der keine Emotionen preisgibt, den anderen schier wahnsinnig machen. Auch wer Macht ausüben will, verdeckt den Grund seiner Augen. Und Menschen, die irgendwann einmal verletzt oder überwältigt wurden, schützen sich ebenfalls, indem sie einen tiefen Einblick nicht zulassen.

Wenn Sie Ihrem Partner intensiv in die Augen schauen können, dann berühren Sie sich auf der Seelenebene, ohne Worte, ganz zart. Ohne Jalousien, ohne Verspiegelung. Sie können das kultivieren, indem Sie sich bewusst mit einem langen Blick verbinden, beispielsweise beim Begrüßen oder Verabschieden. Wenn Sie es mit einer Geste verbinden, sich etwa an beiden Händen anfassen, haben Sie ein kraftvolles kleines Ritual geschaffen, das Ihre Intimität nährt.

Sich länger in die Augen zu schauen und miteinander still zu werden, gehört bereits zur hohen Kunst einer starken Liebesbeziehung, weil diese Fähigkeit so viel unbedingte Ehrlichkeit verlangt. Nichts ist schöner, als wahrhaftig gesehen zu werden – und nichts ist konfrontierender. Der gegenseitige tiefe Blick in die Augen durchdringt unsere Mauern und lässt uns nackt dastehen. »Du bist schön, ich mag dich« – das kann eine wunderbare Erkenntnis sein, die durch den Augenkontakt auftaucht. Aber oft bringt dieser auch Unsicherheit oder Traurigkeit zum Vorschein: »Magst du mich wirklich so, wie ich bin?« oder »Immer versteckst du dich! Zeig dich bitte, mach doch auf!« Wir begegnen über die Augen dem Wesen des anderen – mit seinen Schutzmauern. Nehmen Sie jedoch die eigenen Gefühle einfach nur wahr, teilen Sie sie vielleicht mit, aber klagen Sie nicht an, sondern erden Sie sich in der gegenseitigen Zuneigung. Dann wird der tiefe Augenkontakt für Sie eine Meditation der Liebe.

Und wie sieht es mit dem Blickkontakt beim Sex aus? Beobachten Sie einmal, was Sie mit Ihren Augen machen. Die meisten Menschen haben sie beim Sex geschlossen. Männer wie auch Frauen sind dann entweder in ihren Fantasien unterwegs oder versuchen sich und ihren Partner intensiver wahrzunehmen (oft ist es eine Mischung aus beidem). Aber wenn man sich wegträumt, entfernt man sich aus der Begegnung, mit Spüren verbindet man sich.

Menschen, die die Augen beim Sex offen haben, sind meist visuell veranlagt und beziehen aus dem Gesehenen Lust. Oft wünschen sie sich sogar einen Spiegel im Schlafzimmer, weil es ihre Erregung steigert. In Augenkontakt zu sein ist jedoch etwas anderes. Es bedeutet, sich in die Seele zu schauen, und das macht den Sex intim. Dabei entsteht eine tiefe Verbindung, ein warmes, verschmelzendes Bauchgefühl.

Beobachten Sie Ihre Sehgewohnheiten in der Begegnung und in der Sexualität. Wenn Sie sich Ihrem Partner nähern, um ihn zu küssen – wann ist der Punkt gekommen, an dem Sie die Augen zumachen? Und wohin verschwinden Sie, wenn Sie die Augen schließen? In Ihre eigene Welt oder ins Erleben mit dem Partner?

Blickkontakt beim Sex kann eine neue Dimension von Nähe und Präsenz eröffnen. Wenn Sie stark über visuelle Reize erregt werden, schließen Sie die Augen lieber öfter, und nehmen Sie sich Zeit, den eigenen Körper und den des anderen zu spüren, Ihre beiden Genitalien und die Verbindung zwischen ihnen, die Bewegung und die Energie. Auch wer sich leicht verliert, schnell abgelenkt wird, sollte die Augen gelegentlich zumachen. Aber nicht, um ins Reich der

Fantasie abzudriften, sondern um ganz in die Gegenwart zu kommen – das Ich und Du im Hier und Jetzt wahrzunehmen.

Wann immer es Ihnen möglich ist, schenken Sie sich tiefe Blicke, üben Sie, sich darin zu begegnen, länger in diesem Kontakt zu verweilen. Teilen Sie Ihre Erregung mit, das macht sie sanft, breit und tief; zudem lädt dieses Vorgehen den Körper völlig anders auf. Sie werden merken, dass es nicht einfach ist, sich anzuschauen, wenn es zum Orgasmus geht, schon gar nicht beim Höhepunkt selbst. Spielen Sie damit. Sie sollten einen Augenkontakt in diesem Moment weder von sich noch vom Partner sofort verlangen. Überfordern Sie sich nicht, aber halten Sie die Möglichkeit offen, dass Sie sich von nun an häufiger beim Sex über die Augen begegnen. Sie werden danach immer seltener im einsamen Tunnel Ihrer privaten Lust verschwinden und öfter die sexuelle Energie der Vereinigung genießen. Ein Kursteilnehmer von mir erlebte es so:

»Wenn wir uns beim Sex in die Augen schauen, haut es mich sofort aus meinem Film heraus. Das bringt erst einmal alles durcheinander. Ich kann den Orgasmus nicht mehr so wie früher durchziehen. Aber ich mag es inzwischen ganz gern, man kommt sich dadurch irgendwie näher.«

Die verschmelzende Umarmung

Umarmen sich zwei Menschen, treffen sich ihre Körper üblicherweise fast nur im Kopf- und Schulterbereich. Der Unterkörper wird von jedem der beiden mehr oder weniger nach hinten weggestreckt. Für Freunde oder Bekannte ist das eine passende Begrüßung, aber für Ihren eigenen Partner sollte eine intensivere Variante möglich sein.

Stehen Sie sich für ein paar Augenblicke gegenüber, in einem Abstand von etwa einem Meter. Begrüßen Sie sich, mit Worten, einem Lächeln, einer angedeuteten Verbeugung – wichtig ist, dass Sie das Gefühl haben, vollständig anwesend zu sein. Schauen Sie sich in die Augen, und sobald Sie eine Einladung fühlen, bewegen Sie sich aufeinander zu. Umarmen Sie sich, und zwar so, dass Sie überall in Kontakt kommen, im Brustbereich, aber auch mit dem Bauch und dem Becken. Schmiegen Sie sich ineinander, umschlingen Sie sich sanft mit den Armen. Die Umarmung soll sehr nah, sehr dicht sein und trotzdem leicht.

Etwas ungewöhnlich? Bei der verschmelzenden Umarmung sind die Becken genauso in Verbindung wie die Herzen. Zuneigung kann genauso aufwallen wie sexuelle Erregung. Es kann sich wunderbar warm und geborgen anfühlen, so, dass man gar nicht mehr aufhören und am liebsten ineinanderfließen möchte. Aber es können auch zwiespältige Gefühle auftauchen, man will weg, man fühlt sich bedrängt, man spürt, dass etwas fehlt ...

Die Kunst besteht darin, einfach nur in der vollen Aufmerksamkeit da zu sein und jede Sekunde, jede Minute auszukosten, was verhältnismäßig einfach ist, wenn Sie beide die Umarmung genießen, wenn es sich für Sie anfühlt, als würden Sie voll bekleidet Liebe machen. Atmen Sie bewusst, lassen Sie über den Körperkontakt die Energie fließen. Schwierige Empfindungen tauchen häufig auf, weil die verschmelzende Umarmung im Kleinen die Beziehung überhaupt widerspiegelt. Wenn Sie sich in einer solchen Situation nicht verkrampfen, sondern versuchen, sich zu entspannen, besteht die Chance, dass Sie größer werden als das Problem, es in Liebe einschließen können.

Dehnen Sie die Umarmung aus, solange es für beide stimmt. Sobald Sie genug haben, trennen Sie sich. Wenn Sie mögen, sprechen Sie über das Erlebte: »Ich habe mich dir so nahe gefühlt wie schon lange nicht mehr, deine Wärme, ich bin noch ganz aufgeweicht ... Aber es war auch das Gefühl da, dass ich nicht ganz an dich herankomme, eine schmerzhafte Sehnsucht. Als du dich zuerst von mir gelöst hast, wurde es sehr stark.«

In der Umarmung wird spürbar, ob wir uns tief verbinden können oder nur oberflächlich. Häufig ist es auch so, dass sich der eine berührt fühlt, der andere jedoch scharf wird – und so kommt man weder auf der Herz- noch auf der Sexebene zusammen. Wenn es Ihnen in der Umarmung gelingt, dieses Patt in körperliches Wohlgefühl aufzulösen, indem Sie Ihre Empfindungen aufmerksam beobachten und sich dem Strömen von Energie hingeben, wird sich dies auch positiv beim Sex auswirken.

Augenkontakt und verschmelzende Umarmung sind wunderbare Möglichkeiten, sich als Paar mitten im Alltag innig zu begegnen. Und das ist so wichtig, damit man nicht von der Routine zerrieben wird. Halten Sie die Energie hoch. Wenn Sie Lust bekommen haben, diese Energie auch außerhalb von »normalem Sex« zu genießen, finden Sie vielleicht an den Anregungen Gefallen, die im nächsten Kapitel folgen. Sie sind aus dem Tantra abgeleitet und durchaus »alltagstauglich«.

Erotische Begegnungen für jeden Tag

Energie fließen lassen

Im Tantra geht es – vereinfacht gesagt – darum, sexuelle Energie zu wecken und sie nicht sofort wieder über den Orgasmus loszuwerden, sondern sie im Körper zu verteilen. Wenn sie bis in den Bauch strömt, spüren wir Vitalität und Lebensfreude, im Herzen erleben wir Glück und überströmende Liebe, im Bereich der Kehle und des Kopfes inspiriert sie uns und verbindet uns mit allem. Ein Strömen sexueller Energie auch außerhalb von Koitus und Orgasmus zu erleben und zu kultivieren hält eine prickelnde Lebensfreude in uns wach. Und wenn es aus verschiedensten Gründen nicht ansteht, »richtigen Sex« zu haben, ist das gemeinsame Genießen dieser Energie eine richtig gute Alternative.

Sich in der Löffelstellung aneinander zu schmiegen und danach einzuschlafen – viele Paare haben dazu eine Hassliebe entwickelt. Einerseits ist dies wunderschön, andererseits kann es den Sex auch vollständig zum Erliegen bringen. Doch es ist recht einfach, aus dem trägen Einschlafgekuschel etwas zu machen, was Ihre Energie bewegt.

Beginnen Sie damit, in der Löffelposition im selben Rhythmus zu atmen und gleichzeitig das Becken weich, aber intensiv zu wiegen. Beim Einatmen machen Sie ein kleines Hohlkreuz, beim Ausatmen lassen Sie den Rücken lang werden, schieben also mit dem Becken etwas nach vorne. Zusätzlich können Sie beide Ihren Beckenboden immer mit dem Ausatmen sanft zusammenziehen. Wenn Sie sich mit dem Beckenbodenkapitel bereits beschäftigt haben, wird Ihnen diese Bewegung bekannt vorkommen.

Probieren Sie aus, welche der beiden Positionen – Frau vorne, Mann hinten oder umgekehrt – Ihnen angenehmer ist. Wenn der Mann eigentlich noch Lust hat und die Frau nur schlafen will, wird es anstrengend sein, wenn er hinten liegt. Es kann aber auch anregend sein.

Wiegen Sie sich eine Zeit lang hin und her, ohne Absicht oder Ziel. Spüren Sie Ihre Unterkörper, die über die gemeinsame Aktion miteinander verbunden sind. Vielleicht können Sie eine Art Strömen wahrnehmen. Behalten Sie Ihren gemeinsamen Atemrhythmus bei, lassen Sie sich nicht verlocken, schneller zu werden oder gar ins Hecheln zu kommen. Wenn Ihr Atem tiefer und voller, die Beckenschaukel nachdrücklicher wird, »ziehen« Sie die sexuelle Energie in Ihrem Körper nach oben. Visualisieren Sie dazu eine Säule aus Licht, die Ihrem Herzen Ausdehnung und Ihrem Kopf Leichtigkeit schenkt. Vielleicht können Sie sogar gemeinsam mit Ihrem Partner die gemeinsame Lichtsäule wahrnehmen. Sobald Sie genug haben, lassen Sie die Bewegung einfach abebben und gleiten in den Schlaf hinüber.

Auch nur miteinander zu liegen, ganz ohne Bewegung, nackt oder sogar bekleidet, kann anregend sein, wenn es Ihnen gelingt, in hoher Präsenz zusammen zu atmen und Ihre Verbindung zu spüren. Es kann sich anfühlen wie zartestes Liebemachen mit der ganzen Körperoberfläche:

Voraussetzung dafür ist eine vollkommen bequeme Liegeposition für Sie beide. Zum Beispiel kann der Mann die Rückenlage einnehmen, die Frau legt sich auf ihn. Danach rutscht sie, um den Partner nicht mit ihrem Gewicht zu belasten, zu einer Seite und winkelt ein Bein an – wenn sie nach links rutscht, das linke, wenn sie rechts bevorzugt, das rechte. Aber geeignet ist auch jede andere Position, in der Sie beide längere Zeit entspannt liegen, viel Körper-

und damit Hautkontakt haben und sich mit Händen oder Armen zusätzlich verbinden können.

Schön ist es, sich dabei an den Genitalien zu halten. Wenn Sie miteinander »löffeln«, kann der hintere Partner mit dem oberen Arm nach vorne durchgreifen und die Hand ein wenig zwischen die Beine schieben. Dann atmen Sie zusammen und genießen bewusst die Nähe, die Wärme, die Gemeinsamkeit.

Noch intensiver wird diese stille Variante, Energie miteinander zu spüren, wenn Sie Ihr Tun mit einem sinnlichen »Atemkuss« verbinden. Dies kann Sie in eine sanfte Trance führen:

Dazu sollten Sie sich in einer entspannten Position befinden, in der Sie Ihre Münder nahe zusammenbringen können.

Nehmen Sie sich Zeit, in einen regelmäßigen inversen Atemrhythmus zu kommen. Dabei atmet ein Partner aus, während der andere einatmet – und umgekehrt. Nähern Sie sich allmählich zu einem Kuss. Zuerst spüren Sie den Atem des Partners auf Ihrem Gesicht, danach »trinken« Sie ihn, so wie der Partner den Ihren trinkt. Finden Sie mit Ihren Lippen eine Position, wo Sie auch noch genügend frische Luft bekommen, dann können Sie längere Zeit den Atem tauschen – eine eigenartige, intime Verbindung, die sehr zärtlich stimmt.

Mit der Liebesschaukel in die sanfte Ekstase

Sie müssen eventuell etwas herumprobieren, um eine gute Position für die Liebesschaukel zu finden. Bei der klassischen Variante nimmt der Mann den Schneidersitz ein, die Frau befindet sich auf seinem Schoß. Bequemer ist eine Position auf einem Sofa, bei dem sich beide mit dem Rücken an Seitenpolster oder Kissen lehnen können. Für viele ist auch die Stellungsvariante »Ein Bein über, ein Bein unter« die angenehmste – eine Scherenposition, die man sowohl im aufrechten als auch im zurückgelehnten Sitz einnehmen kann. Wichtig ist in jedem Fall, dass die Genitalien nahe zusammenkommen, das allein lässt schon die Sexualenergie fließen.

Das Interessante an der Liebesschaukel ist, dass Sie beide Ihr Becken nicht mehr im gleichen Rhythmus bewegen, sondern invers, in Verbindung mit dem Atem.

Mit dem Einatmen lassen Sie ein kleines Hohlkreuz entstehen, mit dem Ausatmen wird Ihr Rücken wieder lang, und Sie schieben das Becken etwas nach vorn. Wenn Sie das nicht gleichzeitig, sondern jeweils abwechselnd machen, stoßen Sie nicht gegeneinander, sondern wiegen sich hin und her. Sobald Sie einen regelmäßigen Rhythmus gefunden haben, spannen Sie zusätzlich noch mit der Ausatmung den Beckenboden sanft an.

Geben Sie sich Ihrem Atem und der Schaukel hin – oft entstehen dabei weiche orgastische Gefühle im ganzen Körper. Diese können Sie intensivieren, indem Sie bewusst Ihren Brustraum weiten, in Ihr Herz atmen und sich mit einem tiefen Blick in die Augen verbinden.

Und für ein ganz besonderes Erleben vereinigen Sie sich bei der Liebesschaukel.

Ein befreundetes Paar hatte damit ein echtes Urlaubs-Highlight:

»Beim Wandern in Kroatien landeten wir in einer einsamen, kleinen und seeigelverseuchten Bucht, nur nahe am Ufer waren keine. Im flachen Wasser fanden wir eine gute Position für die Liebesschaukel und wiegten uns eine Zeit lang vereinigt im Rhythmus der Wellen. Vermutlich sah es von den Motorbooten, die wir in der Ferne erkennen konnten, aus, als ob wir nur im Wasser sitzen würden. Unser sanftes, ekstatisches Glück, das wir in dieser Bucht erlebt haben, ist mir vom ganzen Urlaub am stärksten in Erinnerung geblieben.«

Verabredungen für eine bewusste Lust

In den Ferien gelingt es oft mühelos, sich erotisch zu finden, im alltäglichen Leben hingegen weniger. Da neigen wir dazu, erst alles andere zu erledigen, sodass Lust und Liebe meist zu kurz kommen. Es mag unromantisch sein, aber für viele Paare sind Verabredungen und Abmachungen die Rettung für ihren Sex.

Nehmen Sie sich aktiv füreinander Zeit, und schaffen Sie Ihre eigenen Rituale, um sich zu verbinden, so wie dieses Paar:

»Wir beide arbeiten selbstständig und haben viele Termine. Deshalb sind wir dazu übergegangen, uns zum Sex zu verabreden und unsere Dates auch wirklich freizuhalten. Um den Alltag hinter uns zu lassen, setzen wir uns immer als Erstes mit einer Kerze auf dem Boden voreinander hin, schauen uns an und bemerken ganz bewusst etwas Nettes über den jeweils anderen. Etwa: ›Du hast wirklich schöne Hände.‹ Oder: ›Heute gefallen mir die kleinen Lachfältchen um deine Augen herum besonders gut.‹ Es muss nichts Großartiges sein, aber es muss von Herzen kommen. Danach verneigen wir uns voreinander, und jeder sagt, was er sich heute Abend wünscht. Meistens läuft es auf Sex hinaus, oft mit einer kleinen Massage als Vorspiel, aber manchmal haben wir auch Lust auf eine lange verschmelzende Umarmung oder die Liebesschaukel.«

Abmachungen sind ein wichtiger Aspekt einer bewusst gelebten Lust. Meist geht es darum, etwas Bestimmtes nicht zu tun – zum Beispiel nicht zu ejakulieren oder sich wirklich nur zu küssen. Einerseits ist das natürlich eine Einschränkung, andererseits können solche Vereinbarungen sehr erregend sein. Nicht selten führen sie zu neuen erotischen Erfahrungen, da sie den gewohnten Weg versperren und sexuelle Kreativität herausfordern.

Was tun bei unterschiedlichem Appetit?

Einfallsreich werden und Vereinbarungen treffen ist besonders wichtig für Paare, bei denen ein Partner mehr Sex möchte als der andere. Meist sind es die Männer, die häufiger wollen. Vielfach kommt dadurch eine unselige Dynamik in Gang, die sich mit der Zeit verstärken kann. Der Mann fühlt sich abgewertet, wenn es heißt, er hat nichts anderes als Sex im Kopf, die Frau gerät in die Nein-Sager-Position und hat aufgrund des Überangebots keine Chance, selbst ein Begehren zu entwickeln. Natürlich gibt es auch die umgekehrte Situation: Will die Frau mehr, gerät der Mann unter Druck, was seine Libido vollständig lähmen kann.

Auch wenn die Beziehung in anderen Bereichen harmonisch ist, kann das sexuelle Ungleichgewicht sehr belastend sein. Paare gehen unterschiedlich damit um. Manche haben überhaupt keinen Sex mehr, denn es kann sein, dass der Partner, der anfangs verstärkt ins Bett wollte, sich zurückzieht. Er mottet dann seine Lust entweder ein, lebt sie alleine aus oder geht mit ihr woanders hin. Es kann auch passieren, dass sich die Frau gelegentlich zum Sex zur Verfügung stellt, was meist zu recht freudlosen Ergebnissen führt. Der Mann fühlt sich dabei schlecht, weil er in seiner männlichen Energie letztlich abgelehnt wird, und die Frau vertieft mit Sex, den sie nicht will, ihre Unlust. Sie fühlt sich überwältigt, überfordert und bedrängt von einem sehr potenten Mann, findet sich vielleicht minderwertig oder fängt an ihn abzulehnen. Er ist wiederum der Ansicht, dass man ihn zum »geilen Bock« abgestempelt hat, dabei bleibt er auf seiner Energie sitzen und möchte am liebsten die Wände hochgehen vor Wut und Frust.

Im umgekehrten Fall, wenn der Mann nicht kann oder unter vorzeitiger Ejakulation leidet, wird er sich mit schwer angeschlagenem Selbstwert in eine innere Isolation begeben. Die Frau wird zwischen Mitgefühl und Verachtung schwanken. Sie fühlt sich von der männlichen Schwäche gekränkt und zurückgewiesen, und der Mann beginnt zu verzweifeln und sich selbst zu hassen.

Wenn bei Ihnen diese oder ähnliche Emotionen aufgetaucht sind, versuchen Sie nicht, sie zu leugnen. Aber hauen Sie sie sich auch nicht um die Ohren. Wenn Sie in tiefem Mitgefühl einfach nur sehen können: »Mir geht es so, dir geht es so, uns beiden geht es damit nicht gut«, kann dieses Verständnis der erste Schritt dazu sein, wieder einen Weg zueinander zu finden.

Um aus der unseligen Abwärtsspirale auszusteigen, ist das »Handwerkszeug«, das darin besteht, sexuelle Energie fließen zu lassen, oft eine große Unterstützung. Das Problem bei unterschiedlichem Verlangen besteht nämlich darin, dass die energetische Verbindung zusammengebrochen ist. Derjenige, der sich bedrängt fühlt, neutralisiert seine sexuelle

Energie, weil er den potenteren Partner nicht auch noch anregen will.

Bringen Sie wieder erotische Energie ins Spiel. Lustvoll gestaltete Selbstliebe eignet sich ideal, wenn der Koitus nicht gewünscht oder nicht möglich ist. Verschmelzende Umarmung oder die Liebesschaukel können ebenfalls eine Brücke bauen. Oder Sie spielen mit den verschiedenen Möglichkeiten, indem Sie zum Beispiel mit der Liebesschaukel ohne Vereinigung beginnen und danach den Orgasmus für den Partner, der mehr will, gemeinsam gestalten. So teilen Sie auch ohne Koitus ein stimmiges sexuelles Erlebnis:

»Der Wendepunkt kam, als wir beschlossen, uns gegenseitig nicht mehr vorzuwerfen, wie viel oder wie wenig Lust wir haben. Ich streichle ihn, und wir küssen uns, während er sich bis zum Orgasmus stimuliert. Wir schauen uns dabei in die Augen und empfinden uns als Paar. Dadurch, dass ich aus der Schusslinie bin, kann ich ihn wieder in seiner Lust akzeptieren – und ich mag ihn wieder. Vorher hatte ich mich nur bedroht gefühlt.«

Seine Sichtweise: »Ich habe mir oft gewünscht, sie könnte einen Tag lang in meinem Körper stecken, damit sie weiß, wie das ist, Lust zu haben und nicht zu wissen, wohin mit ihr. Unsere Vereinbarung ist die Rettung für mich, für uns. So kann ich Druck ablassen, ohne dauernd ein schlechtes Gewissen zu haben. Und wenn sie tatsächlich mal wieder mag, dann weiß ich, dass sie auch wirklich will.«

Erotische Energien fließen zu lassen könnte man mit dem Einrichten von Umleitungen vergleichen, weil sich auf der Autobahn ein langer Stau gebildet hat. Und mit dem stillen Liebemachen kann es gelingen, diesen aufzulösen und nebenbei den Sex neu zu erfinden.

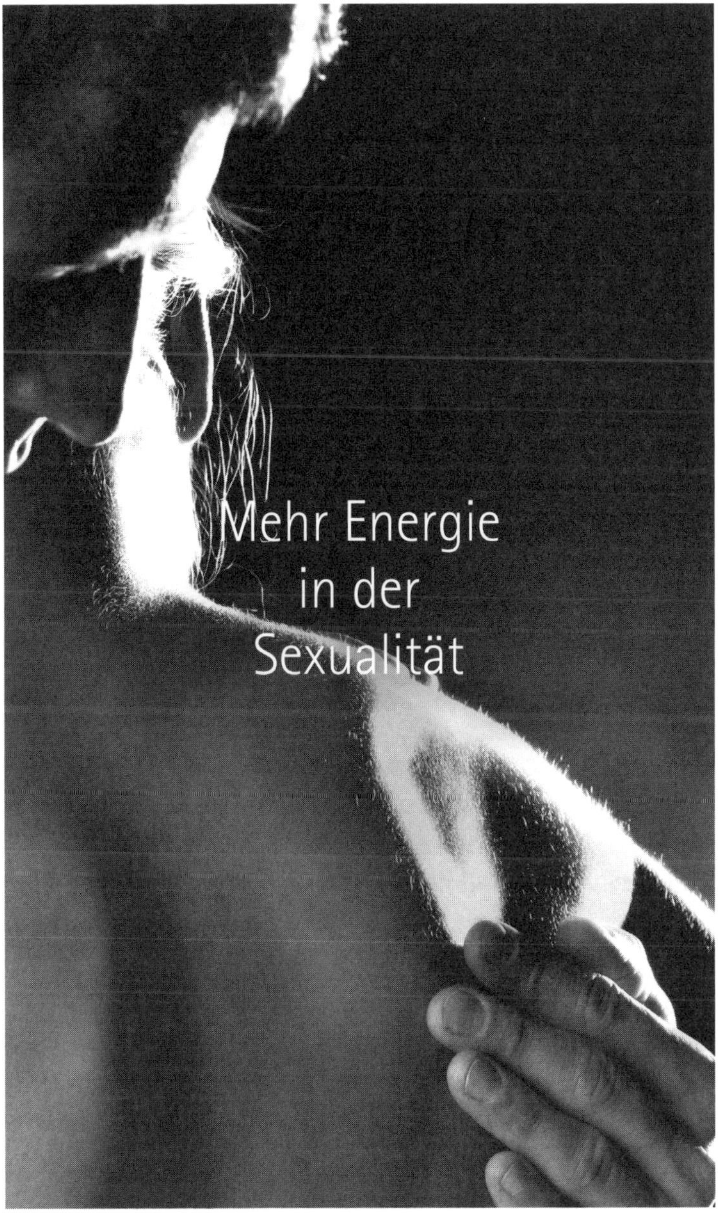
Mehr Energie
in der
Sexualität

Innigkeit im ganz normalen Liebesspiel

Nach all den Vorübungen geht es jetzt endlich um richtigen Sex! Und darum, wie man das Liebesspiel verstärkt mit Energie erfüllen kann – damit es wieder öfter geschieht, mehr Freude macht und vielleicht eine neue Ebene im Miteinander eröffnet.

Um die Energie zu intensivieren, müssen Yin und Yang in einem guten Gleichgewicht sein. In der Sexualität steht Yang dabei für Erregung und Aktivität, Yin für Entspannung und Hingabe. Viele Paare, die über ein geringes Verlangen klagen, meinen vielleicht, bei ihnen im Bett finde sich zu wenig Yang-Energie. In Wirklichkeit fehlt aber meist eine lustvolle Yin-Qualität – und weil sich die beiden Prinzipien gegenseitig bedingen, geht in der Folge auch der Antrieb zum Sex verloren.

Eine Yin-betonte Sexualität erkennt man daran, dass für beide Partner das Erreichen des Orgasmus nicht mehr ausschlaggebend für ihr Vergnügen ist, sondern tiefes Wohlbefinden im Vordergrund steht. Yin-Energie schafft eine Seelenbeziehung und führt vom Sexhaben übers Liebemachen zum In-Liebe-miteinander-Sein.

Sie haben regelmäßig einigermaßen befriedigenden Sex? Wunderbar. Dann können Sie Ihre »Standards« entspannt erweitern, indem Sie sich von den folgenden Anregungen inspirieren lassen. Und so manche »eingeschlafene« erotische Beziehung ist davon wieder aufgewacht.

Was uns ganz unmittelbar zu neuen inneren Erfahrungen führt, ist Aufmerksamkeit. Ungeteilt können wir sie jeweils nur auf eine einzige Sache lenken. Achten wir noch auf etwas anderes, verschlechtert sich die Wahrnehmung bereits.

Beim Sex gibt es die unausgesprochene Übereinkunft, dass immer beide aktiv sein müssen. Sobald man gestreichelt wird, muss man ebenfalls etwas machen, um den Partner zu verwöhnen. Auf diese Weise achtet man ständig auf zwei parallel ablaufende Vorgänge, auf das eigene Tun und das des Partners. Das kann traumhaft schön sein! Denn wenn vier Hände, vier Beine und zwei Körper in Bewegung sind und es herrlich unübersichtlich wird, verliert man manchmal die Kontrolle und gerät in einen Flow. Dies tritt allerdings nur auf, wenn beide sehr präsent sind, was leider selten der Fall ist. Meist veranstaltet jeder ein bisschen das, was er immer abzieht – und damit wird die Sache relativ schnell langweilig.

Es ist ungewohnt und spannend, bewusst abwechselnd aktiv zu sein. Tun Sie, was Sie immer tun, aber tun Sie es nacheinander. Wenn Sie gestreichelt werden, lassen Sie Ihre Hände ruhen und geben sich ganz dem Genießen hin – und der Partner kann sich ganz dem Geben widmen. Danach drehen Sie den Spieß um, jetzt darf Ihr Partner nur annehmen, muss sich darauf einlassen, von Ihnen beschenkt zu werden. Vereinbaren Sie ein Signal, zum Beispiel: »Darf ich jetzt?«, wenn Sie initiativ sein möchten, und »Magst du?«, wenn Sie tauschen möchten.

Mit einem solchen Liebesspiel kultivieren Sie Aufmerksamkeit und Wertschätzung, Schenken und Annehmen. Sie lernen, sich besser fallen zu lassen. Und das alles, ohne eine einzige neue oder ausgefallene Technik anwenden zu müssen. Sie werden staunen, wie erhöhte Aufmerksamkeit neue Ideen zum Vorschein kommen lässt.

Ent-schleunigen für Reisen in ein neues Universum

Schneller, intensiver, das Tempo steigern – ist das guter Sex? Das kann so sein, aber es ist keine Garantie dafür. Versuchen Sie doch mal, den Fuß vom Gas zu nehmen. Langsamer werden? Das ist doch fade! Im Gegenteil. Wenn Sie präsent sind, bewusst tief wahrnehmen, anstatt einfach nur rasch draufloszumachen, steigern Sie die Intensität, und zwar mit ruhigen Bewegungen.

Am wirkungsvollsten kann derjenige das Tempo aus dem Sex nehmen, der sich bewegt. Sie können sich mit Flüsterbotschaften in der lustvollen Langsamkeit ausbreiten, indem Sie Fragen stellen wie: »Spürst du mich? Magst du das?«

Wenn Sie den Eindruck haben, dass Ihnen der Partner gerade verloren gegangen ist, können Sie ihn mit einem liebevollen »Wo bist du gerade?« zurückholen. Oder Sie raunen sich mit einem tiefen Blick in die Augen ein »Jetzt« zu, um sich gegenseitig daran zu erinnern, dass es nichts außer diesem Moment gibt.

Durch das Verlangsamen entstehen oft Situationen, in denen beide vollkommen anwesend sind. Ihr Liebemachen kann sich wieder so anfühlen, als wären Sie frisch verliebt. Manche Paare berichten von fast spirituellen Erfahrungen: »Mir wurde plötzlich klar, dass dieser Augenblick mit dir ganz einzigartig und unwiederbringlich war. Und ich hätte weinen können bei dem Gedanken, es könnte das letzte Mal sein … Wie unendlich kostbar ist doch dieses Leben.«

Der Atem kann eine wunderbare Unterstützung sein, zu verlangsamen und gleichzeitig zu intensivieren. Es ist schon erstaunlich, wie stark wir dazu neigen, beim Sex eher flach zu atmen und kurz vor dem Orgasmus die Luft komplett anhalten. Keiner bemerkt es, bis man einmal darauf achtet. Vermutlich hängt diese Angewohnheit damit zusammen, dass wir generell die Tendenz haben, bei Anstrengung zu verkrampfen – und Sex kann ein anstrengender Zeitvertreib sein. Zumindest die verbreitete Hochleistungsvariante.

Gerade Männer profitieren sehr von der Atemunterstützung – sie werden sanfter und nachdrücklicher, und mehr Sauerstoff für einen intensiven Höhepunkt erhalten sie auch noch:

»Mir ist zum ersten Mal in meinem Leben aufgefallen, dass ich vor dem Orgasmus die Luft anhalte, bis mir fast schwindlig wird. Noch immer ist es total ungewohnt für mich, bis zum Orgasmus zu atmen. Wenn es mir aber gelingt, kommt er irgendwie satter, länger, nicht so gepresst.«

Flaches Atmen kann auch eine unbewusste Lustbremse sein. Wer dies tut, spürt weniger, hechelt sich verbissen bis ins Ziel, um direkt hinter der Linie zusammenzubrechen. Darum atmen Sie besser tief und voll, lassen Sie die Luft entspannt ein- und ausstromen; verbinden Sie das mit Ihren Bewegungen. Vielleicht hat Ihr Partner Lust, das Experiment mit Ihnen zu teilen und gemeinsam im gleichen Rhythmus zu atmen. Es »entschleunigt« den Sex sehr wirkungsvoll – und bringt Sie einander näher.

Yin und Yang tauschen

Sind Sie als Mann gewöhnt, sobald Sie in der Frau sind, den Sex durchzuziehen? Dann verkörpern Sie die pure Yang-Energie. Sie veranstalten eine One-Man-Show, selbst wenn Sie das erotische Wohlergehen Ihrer Partnerin nicht vergessen wollen und es auch im Blick haben. Viele Frauen fühlen sich dabei dennoch nicht richtig gemeint und steigen innerlich aus. Im schlimmsten Fall verlieren sie das Interesse am Sex. Oder sie machen aktiv mit und verkörpern am Ende ebenso die Yang-Energie. Was den Sex zwar aufregend, aber nicht selten aufreibend machen kann.

Sie können eine kleine Revolution im Bett anzetteln, wenn Sie beim Sex einfach öfter innehalten. Männer kommen selten von selbst auf diesen Gedanken, schon deshalb, weil sie befürchten, ihre Erektion könne sich verabschieden, wenn sie nicht ständig und steigernd für Reibung sorgen.

Versuchen Sie einmal Ihre Bewegungen stark zu verlangsamen oder ganz innezuhalten. Kommen Sie vom Machen in einen Zustand, wo Sie tatsächlich loslassen – am Anfang vielleicht nur für kurze Zeit, aber das können Sie nach und nach ausbauen. Dazu müssen Sie in einer Position sein, in der Sie liegen können, ohne die Partnerin zu erdrücken. Die Missionarsstellung ist also ungeeignet. Sobald Sie Ihre dynamischen Bewegungen eingestellt haben, kann die Frau ihre Beckenbodenmuskeln kräftiger kontrahieren, kann den Penis damit sanft drücken, beknabbern, ordentlich durchkneten. Unterstützend ist es, wenn sie ihr Becken rollt oder kreist, das verstärkt die Wirkung der Muskulatur und stimuliert den Penis noch einmal auf andere Weise.

Die Frau verkörpert jetzt allein den Yang-Pol, der Mann kann das reine Genießen üben – Yin pur. Bei manchen Männern wird die Erektion stärker, wenn sie so bearbeitet werden, bei anderen schwächt sie sich ab. Wichtig ist in diesem Fall, dass Sie deswegen keinen Stress bekommen und sofort zu rackern beginnen, damit der Penis wieder hart wird. Versuchen Sie, ihn mit eigenen Beckenbodenkontraktionen zur Standhaftigkeit zu animieren – oder dehnen Sie Ihre Yin-Phasen am Anfang nicht zu lange aus.

Finden Sie einen guten Rhythmus, wenn es darum geht, wie oft und wie lange Sie beide das Yin und das Yang tauschen wollen. Nach Ihrem gewohnten Orgasmus werden Sie vielleicht die Beobachtung machen, dass er mit dieser Verlangsamung anders ist, breiter, was daran liegt, dass Sie mehr sexuelle Energie erzeugt haben:

»Ich glaube, ich habe nur darauf gewartet, mich beim Sex auch mal hinlegen zu dürfen. Wenn ich dann entspanne und loslasse, auch den Gedanken an den Höhepunkt, und meine Freundin einzig ihr Becken seitlich kreist, kommt manchmal ein Orgasmus wie durch die Hintertür. Aber ich darf es nicht wollen! Ich spüre ihn dann am ganzen Körper, es kribbelt richtig, und innen drin pulsiert etwas, wahrscheinlich die Prostata. Ich bin sicher, so ähnlich muss der vaginale Orgasmus bei der Frau sein.«

Von der Penetration zur Vereinigung

Heiligen Orten die Kraft wiedergeben

Die sexuelle Vereinigung wird oft oberflächlich oder gar lieblos vollzogen. Darin liegen oft die tieferen Gründe verborgen, warum wir keine Lust haben auf den Sex, den wir – bisher – bekommen können. Die Verbindung zwischen Mann und Frau ist aber etwas ganz Besonderes, ja, Magisches. Die Frau gewährt dem Mann Zutritt in ihren Körper, nimmt ihn auf in ihre Vagina, die ein heiliger Ort ist, eine Quelle, ein Tempel.

So wird sie allerdings selten gesehen. Bestenfalls noch als begehrtes Ziel, das es zu erobern gilt, schlimmstenfalls als Loch, das sich zum Penetrieren, Bumsen und was noch alles eignet. Die Männer wollen da unbedingt rein und wissen sich dabei meist nicht zu benehmen. Die meisten glauben, dass die beste Erektion eine stahlharte ist, der beste Lümmel ein ziemlich großer, und dass er sich verhalten soll wie eine perfekte Maschine. Die subtile sexuelle Aggression in unserer Kultur ist so normal, dass jeder Mann, auch der rücksichtsvollste, angestaute und stressige Energie mitbringt und manchmal regelrecht vibriert vor aufgestauter Erregung. Und das alles landet am Ende in der Vagina.

Jeder kennt Methoden der körperlichen Abgrenzung, wenn eine Begegnung unangenehm ist. Man kann die Arme verschränken oder sich wegdrehen. Aber sobald der Penis in der Vagina ist, unabhängig davon, ob die Frau Nein dazu gesagt hat oder Ja, sind keine Barrieren mehr möglich. Was bleibt, ist die Vagina innen hart zu machen – was nicht gleichbedeutend mit dem Anspannen des Beckenbodens ist. Es ist eher ein Erstarren, ein Einfrieren, eine Schockreaktion.

Jede Vagina ist mehr oder weniger verhärtet. Schamgefühle der Kindheit, Schmerzen bei der Periode, Missbrauch, Geburtsverletzungen, liebloser Sex, normaler Sex – all dies trägt dazu bei. Die Verhärtung entsteht als Reaktion, und sie ist unsichtbar, sie ist subtil – weshalb die Vagina gleichzeitig auch (zu) weit oder weich sein. So wie ein resignierter Mensch, der nach außen kraftlos wirkt, aber innerlich versteinert ist.

Wirkliche Hingabe ist mit einer solchen Vagina nicht möglich. Die Penetration wird vielleicht noch als lustvoll erfahren, aber wenn eine Frau sehr viel Verhärtung aufgebaut hat, wird sie in dem Moment, in dem der Mann »eindringt«, innerlich aussteigen. Und sie wird ihn möglichst schnell loshaben wollen. Als Wiedergutmachung darf er ihr einen Orgasmus liefern.

Auch der Penis ist energetisch verhärtet, was nichts mit einer guten Erektion zu tun hat. Die gewaltsame Abgrenzung vom Weiblichen bewirkt, dass er sich nicht öffnen und verbinden, sondern abgekapselt bleiben will. Damit kann man es einer Frau zwar so richtig besorgen, aber keine Liebe machen.

So absurd es erscheint, selbst bei Paaren, die eine liebevolle Beziehung haben, ist es oft nicht anders. Wir sind einfach gewohnt, unsere Genitalien mehr oder weniger zu benutzen, sie als Mittel zum Zweck zu betrachten. Woher soll man aber auch wissen, dass es anders sein kann, wenn alle das Gleiche tun und man es nur so kennt?

Die Haut ist sowohl beim Penis als auch bei der Vagina sehr dünn, was zeigt, dass wir hier verletzlich, empfindlich, offen sind. Setzt ein Mann seinen Penis wie einen Dampfhammer ein und stellt eine Frau ihre Vagina dafür zur Verfügung, missbrauchen wir diese Zartheit. Man schaufelt ja auch nicht mit feinen Klavierspielerhänden Steine. Vielleicht ist die Haut unserer Genitalien deshalb so durchlässig, damit wir uns beim Liebemachen zart berühren und Energie austauschen können? Damit es strömen kann zwischen Mann und Frau, damit die Orgasmusenergie beide durchflutet, ganz gleich, ob es zum Höhepunkt kommt oder wer ihn von beiden hat. Es gibt für einen liebenden Penis keinen schöneren Ort als eine ihn willkommen heißende Vagina. Wenn sich beide vertrauen, kann er die weibliche Sexualenergie aufnehmen, wird genährt und bestätigt. Dann geschieht wirkliche sexuelle Heilung, die viel gebundene Kraft freisetzt.

Wenn Sie sich gemeinsam auf das Abenteuer der Yin-Sexualität einlassen, lädt die Frau den Mann in ihr Heiligtum ein, und er bewegt sich darin anmutig und achtungsvoll. Belohnt werden beide mit einer ungewöhnlichen Energie. Lösen sich die Verhärtungen, sind unsere Sexualorgane in einer Verbindung, die sogar ohne Reibung und Orgasmus lustvoll ist.

Das hört sich sehr ungewohnt an.

Aber viele Paare reagieren meiner Erfahrung nach mit Erleichterung und Neugier, auch wenn sie mich anfangs eher ungläubig anschauen, wenn ich davon erzähle. Sie sind angenehm überrascht, wie einfach sie das Spektrum der körperlichen Liebe um eine entspannte Dimension erweitern können. Ein Kursteilnehmer berichtete mir nach einem Jahr Folgendes: »Diese ruhende Kraft in ihrer Yoni, das ist der reinste Wellness-Tempel für mein Dickerchen, eine völlig neue Erfahrung. Ich hätte nie gedacht, dass so wenig Bewegung so unglaublich intensiv sein kann.«

Sie können sich Schritt für Schritt annähern.

Yoni an Lingam – eine wirkliche Einladung

Wenn Sie die unsichtbaren Mauern abbauen wollen, die verhindern, dass Energie strömt, müssen Sie langsamer werden, damit Sie spüren, was passiert. Wer auf Geschwindigkeit setzt, gibt den feineren Nuancen keine Chance.

Versuchen Sie doch einmal, die Penetration umzudrehen: Die Frau lädt den Penis ein. Dazu muss sie in einer Position sein, in der sie die Kontrolle hat und gut dirigieren kann. Der Partner sollte bequem liegen. Lassen Sie sich Zeit, den Kerl in sich aufzunehmen, arbeiten Sie sich zentimeterweise vor. Der Mann soll sich in dieser Phase vollständig zurückhalten, einzig Beckenbodenkontraktionen sind erlaubt. Die Entschleunigung ermöglicht beiden zu spüren, was geschieht, körperlich wie emotional. Erst wenn sich die Frau sicher ist, dass sie den Penis nicht nur aufgenommen, sondern angenommen hat, gibt sie ihrem Partner das Okay, sich ebenfalls wieder zu bewegen.

Bleiben Sie langsam, bei allem, was Sie tun. Bewegen Sie sich nur so schnell, wie Ihre Aufmerksamkeit folgen kann. Bettgeflüster ist hilfreich: »Was fühlst du gerade?« Sanfte Erregung wird sich einstellen, aber mit Sicherheit brauchen Sie nicht zu fragen: »Macht dich das geil?« Beim stillen Liebemachen geht es darum, Vertrauen aufzubauen, um ein tiefes Öffnen und Einlassen möglich zu machen. Ist das gegeben, bröckeln die Mauern. Die Penetration wird zur Vereinigung, und Sie werden keine Geilheit mehr vermissen:

»Ich habe mich immer für sexuell ziemlich unkompliziert gehalten. Beim langsamen Vereinigen mit meinem jetzigen Partner kam aber auf einmal Angst hoch, es war fast Panik. Ich wollte aus dem Bett springen und davonlaufen. Da wurde mir klar, dass ich mit meiner überaktiven Sexgymnastik, die die meisten Männer großartig fanden, immer nur vor dieser Angst weggerannt bin. Beim langsamen Vereinigen kann man sich nicht verstecken. Ich musste nach dem ersten Mal auch weinen. Ich habe gespürt, wie sehr ich mich danach sehne, geliebt zu werden – und wie sehr ich mich genau davor fürchte.«

Einfach und magisch: Stilles Liebemachen

Die ultimative Steigerung von Langsamkeit ist völlige Ruhe. (Fast) gar nichts zu tun, außer in Vereinigung zu sein, ist anspruchsvoll, da Sie einiges Unkonventionelle akzeptieren müssen: Sex völlig ohne Erregung und ohne Fantasien, den Orgasmus loslassen, miteinander in Kontakt bleiben. Aber ist Sexualität ohne Erregung überhaupt möglich?

Im Tantra gibt es ein interessantes Ritual, das als »Maithuna« beschrieben wird. Es gibt vor, dass man ohne jegliche Bewegung eine Dreiviertelstunde in Vereinigung liegen soll, dann passieren unwillkürliche, orgasmusähnliche Kontraktionen. Ganz so streng muss man es nicht betreiben, aber viele Paare teilen eine eigenartige Wahrnehmung, wenn sie es schaffen, längere Zeit in ruhiger Vereinigung zu sein. Es fließt auf jeden Fall Energie, intensiv und angenehm, wenn auch nicht so wie bei einem üblichen Höhepunkt.

Bei der Frau ist es also weder der aufgeregte Orgasmus durch Klitorisstimulation noch der vaginale. Die Quelle sitzt tiefer, es ist, als ob der Muttermund selbst diese Energie abstrahlt, sodass ein weiches Wohlbefinden das Becken wie auch den ganzen Körper erfüllt. Beim Mann sieht es so aus: Seine Erektion wird meist schwächer, wenn er längere Zeit ohne Bewegung liegt. Doch je mehr er sich der tiefen weiblichen Sexualenergie öffnen kann und in seiner virilen Präsenz und Potenz ruht, desto intensiver ist sein Erleben, desto länger hält sich die Erektion auch ohne Stimulation aufrecht. Wenn ein Orgasmus über ihn kommt, erfasst dieser seinen ganzen Körper.

Für das stille Liebemachen ist Erregung nicht nur unnötig, sondern sogar abträglich. Erregung will sich entladen, und das verführt zum temporeichen Machen. Der große Vorteil der ruhigen Nummer ist, dass Sie nicht darauf zu warten brauchen, Lust zu haben. Verabreden Sie sich zum Sex. Möglichst regelmäßig, für eine bestimmte Zeit auch gern täglich, wenn Sie es einrichten können. Gehen Sie einfach zusammen ins Bett, ohne scharf aufeinander zu sein. Reduzieren Sie das Vorspiel, Sie können es auch ganz weglassen. Wichtig ist, dass Sie zusammen in der Gegenwart ankommen:

Schauen Sie sich an, begrüßen Sie sich, und unternehmen Sie gerade so viel, wie nötig ist, um in Vereinigung gehen zu können. Tipps dazu finden Sie in dem Abschnitt »Mützentrick und Liebesschere« (s. S. 248).

Finden Sie Ihre Position, in der Sie am besten gemeinsam entspannt liegen können. Bewegen Sie sich genau so viel, dass der Mann seine Erektion erhalten kann. Anfangs sind dazu Beckenbodenkontraktionen ideal – ihre und seine. Wenn Sie nach einiger Zeit in tiefere Zustände kommen, werden Sie sogar diese nicht mehr wollen, da jede Anspannung das Weitwerden und Ausdehnen vermindert.

Nehmen Sie immer wieder Blickkontakt auf, und teilen Sie sich mit, was Sie beide empfinden. Sie sollen nicht irgendetwas plaudern, nicht diskutieren, nur berichten, was Sie gerade spüren. Das können schöne Empfindungen sein, aber auch rätselhafte oder schwierige: »So ganz ruhig mit dir zu sein, das ist ein unheimlich wohliges Gefühl.« – »Ich merke gerade, dass ich ungeduldig werde, mich frage, wann bald mal was passiert.« – »Ich spüre, dass etwas in mir erwartet, dass du dich heftig bewegst. Wobei ich dir dann vorwerfen könnte, dass du dich nicht an unsere Vereinbarung hältst.«

Üben Sie sich darin, mitzuteilen, was Sie gerade in diesem Moment bewegt. Oft fürchtet man, bestimmte Dinge könnten den anderen kränken und verschweigt sie lieber. Doch vieles löst sich auf, wenn man es nicht verheimlicht, sondern offen ausspricht. Versuchen Sie keine Lösungen zu finden, steigen Sie auf keinen Fall in Ihnen bekannte Diskussionen ein. Akzeptieren Sie einfach nur, möglichst liebevoll und einschließend, dass es so ist, wie es ist. Bleiben Sie in der Gegenwart, oder kehren Sie dahin zurück, wenn Sie sich in Gedanken verloren haben. Atmen Sie bewusst und tief, und erinnern Sie sich gegenseitig daran, wenn Sie es vergessen haben, indem Sie sich zuflüstern: »Atmen …« Dabei lassen Sie die Luft tief einströmen. Sie werden merken, dass sich sofort Anspannungen lösen und Sie ins intensive Wahrnehmen zurückgebracht werden.

Spüren Sie Ihre Genitalien, forschen Sie hinein in die Höhle, in der der wilde Tiger ruht, und teilen Sie sich Ihre Empfindungen mit: »Wenn ich gar keine Bewegung mache, auch nicht mit dem Beckenboden, entsteht so ein feines, aufregendes Kribbeln, irgendwie innen, hinten am Kreuzbein.« – »Es ist, als ob mein Penis sich immer weiter in dir ausdehnen würde – das ist unbeschreiblich schön.«

Ausgefüllt zu sein, und das so friedlich, bringt alte Widerstände zum Schmelzen. Die Vagina kommt ins Pulsieren und nimmt den Penis wirklich an. Für den Mann ist es eine berührende Erfahrung, einfach nur da zu sein, im erigierten

Zustand, und sich nicht zu bewegen. Diesen Ort, nach dem er sich ständig sehnt, nicht nur durchzurütteln und danach wieder abzuhauen, sondern sich von ihm nähren und in seiner Männlichkeit bestätigen zu lassen. Ein Mann, der es schafft, sich in Ruhe in der Vagina wohlzufühlen, ehrt das Weibliche und gibt ihm seine Würde zurück.

Lassen Sie den Orgasmus los, auch wenn der Wunsch danach ständig im Hinterkopf sitzt. Konzentrieren Sie sich auf die Gegenwart. Und beobachten Sie, in welche Richtung sich Ihre stille Vereinigung entwickelt:

Vielleicht einigen Sie sich nach einer gewissen Zeit auf moderate Bewegungen, woraus dann eine angenehme, unhektische Nummer wird. Oder Sie gleiten – so wie Sie sind – in den Schlaf hinüber.

Wenn Sie länger zärtlich und sehr präsent miteinander liegen, kommt es zu einem Überströmen von sanfter sexueller Energie, das sich wie ein Aufwallen anfühlt. Sie sollten nicht versuchen, es zu verstärken, wenn es über Sie kommt: Geben Sie sich dem einzig hin.

Die Nachwirkungen des stillen Liebemachens sind oft subtil, dafür lang anhaltend:

»Bei uns passierte nichts Großartiges, kein kosmischer Orgasmus oder so etwas. Wir waren fast ein wenig enttäuscht und fragten uns, ob wir es auch richtig machen. Nach ein paar Tagen spürten wir jedoch, dass wir eine andere Grundschwingung hatten, wir waren froher, zufriedener, irgendwie vitalisiert. Auch ohne Action haben wir Lust aufeinander. Wir genießen es sehr, dass es dabei nichts richtig zu machen gibt, dass es genügt, gemeinsam in Liebe zu sein.«

Mützentrick und Liebesschere

Zwei entscheidende Fragen sind noch zu klären: Wie kommen Sie entspannt zusammen, und wie können Sie entspannt zusammenbleiben? Denn ohne längeres Vorspiel kann es an Feuchtigkeit und Festigkeit mangeln, und wenn man länger ruhig bleiben soll, muss die Position sehr bequem sein.

Machen Sie sich locker, wenn es um Gleitmittel geht. Der Griff zur Tube, um das Eintreten zu erleichtern, darf so selbstverständlich sein wie der Griff zum Einschaltknopf des Kaffeeautomaten am Morgen, um das Wachwerden zu erleichtern. Gut, dass es diese kleinen Helfer gibt.

Genial ist auch der »Mützentrick«, er erspart oft das Gleitmittel und assistiert bei einer schwachen Erektion:

Dazu Vorhaut über die Eichel nach vorne streifen – also die Mütze über den Kopf ziehen – und danach den Penis zwischen die »aufgeblätterten« Schamlippen platzieren. Wenn der Winkel stimmt, kann er jetzt ganz leicht hineingleiten, selbst wenn er nicht besonders steif ist. Am besten funktioniert dieser Kniff in Verbindung mit der Scherenstellung, die zugleich für ein längeres Miteinander ideal ist.

Ausgangsposition dafür ist die Löffelstellung, der Mann liegt hinten, die Frau vorne. Jetzt dreht sie nur den Oberkörper um 90 Grad zur Seite, sodass sie auf dem Rücken liegt. Danach stellt sie ihr oberes Bein angewinkelt hinter den Rücken des Mannes und schiebt das untere Bein zwischen seinen Beinen durch. Im Beckenbereich haben jetzt beide engen Kontakt miteinander, und die Frau kann den oben liegenden Oberschenkel des Mannes anpacken und damit die Feinjustierung besorgen. Jetzt parken Sie seinen Ferrari – in welchem Zustand auch immer – fachgerecht ein und machen es sich bequem.

Das Schöne an dieser Position ist, dass Sie sich dabei in die Augen schauen können. Je nach körperlicher Statur wird die beste Stellung bei Ihnen anders aussehen, und vielleicht werden Sie sie auch immer wieder mal verändern, zum Beispiel den Oberkörper weiter hinausdrehen, sich seitlich übereinander schieben, in die Löffelposition wechseln. Fühlen Sie sich frei, kreativ miteinander nach angenehmen Stellungen zu suchen, ohne die Vereinigung aufzugeben.

Jede andere Position, die Ihnen ein entspanntes Miteinander ermöglicht, ist natürlich ebenfalls in Ordnung. Zum Beispiel der Froschsitz: Dabei liegt der Mann auf dem Rücken, die Frau auf ihm, mit angewinkelten Beinen. Oder beide befinden sich einander zugewandt in halb sitzender Position, das heißt mit Kissen im Rücken und gegrätschten Beinen. Für manche Paare ist es ideal, wenn die Frau die Bauchlage einnimmt, ein Bein angezogen, und der Mann von hinten kommt, sein Gewicht seitlich verlagert. Was für Sie passend ist, hängt von der Anatomie Ihrer Genitalien ab, von Ihrer Körpergröße, dem Gewicht und Ihrer Beweglichkeit. Probieren Sie herum, und finden Sie Ihre liebste »Faultierstellung« heraus.

Erotische Aussichten: Zunehmende Aufheiterungen

Liebeskuren für männliche Schwächen

Für verschiedene erotische Schwierigkeiten ist die ruhige Vereinigung eine regelrechte Kur, zum Beispiel bei Männern, die unter einer vorzeitigen Ejakulation leiden. Bei ihnen ist der Penis entweder so übererregt, dass er sich bei der kleinsten Reizung bereits entlädt, oder er kann gar keine Spannung aufbauen und ejakuliert trotzdem schnell. Dahinter steckt eine unbewusste Abwehr vor dem als übermächtig empfundenen Weiblichen. Das erotische Dasein mit einem Mann, der unter diesem Problem leidet, ist karg, und über die Zeit baut sich enormer Frust auf, der nur mit viel Liebe und Geduld aufgelöst werden kann.

Manche dieser Männer sind große Klasse beim Vorspiel – weil sie da punkten können. Außerdem haben sie vor dem demütigenden Moment der schnellen Ejakulation bei der Vereinigung große Angst. Diese verstärkt die Anspannung und schließt somit den Teufelskreis des Versagens. Um daraus auszusteigen, ist es oft hilfreich, die beiden Phasen voneinander zu trennen – also zum einen eine Erotik ohne Vereinigung zu genießen und zum anderen die Vereinigung ohne großes Vorspiel zu gestalten. Für Letzteres bringen Sie den Penis möglichst unaufgeregt in der Vagina unter – und halten Sie ihn dort ruhig. Schauen Sie sich in die Augen, und bleiben Sie miteinander präsent. Keine Fantasien! Atmen Sie gemeinsam in Ihr Herz, das hilft dem Mann, seine Energie nach oben zu ziehen, weg vom Penis. Anfangs kann die Ejakulation trotzdem noch schnell kommen, aber wenn Sie öfter und nur auf diese Weise Sex haben, wird sein Penis Vertrauen »lernen« – und er kann sich nach und nach sanft bewegen. Dazu ist es gut, eine Zeit lang regelmäßig zu üben, am besten täglich.

Auch bei manchen Potenzproblemen ist das stille Liebemachen heilsam, vor allem dann, wenn ein gesunder Mann wegen Stress und Überforderung schwächelt. Zuerst muss man wissen, dass auch eine weiche Erektion völlig ausreichen kann, um in die Vagina zu gelangen – eben mit dem

»Mützentrick« (s. S. 248). Oft verstärkt sich die Erregung, wenn Johnny erst einmal an seinem Arbeitsplatz ist. Bleibt sie aber schwach, lassen Sie die Vorstellung los, dass dies ein Problem ist. Natürlich können Sie damit keine heftige Rein-raus-Nummer veranstalten, aber sich sehr langsam oder auch gar nicht zu bewegen und dafür den Beckenboden einzusetzen, das geht sehr wohl.

Um die Vereinigung herum – ob sie jetzt klappt oder nicht – gestalten Sie Ihre gemeinsame Sexualität so, dass es schön für Sie beide ist: Genießen Sie Energieübungen, ein fantasievolles Vorspiel, oder bringen Sie sich gegenseitig zum Orgasmus. Wenn die Erektion nicht länger unbedingte Voraussetzung für ein befriedigendes sexuelles Miteinander ist, kann sich beim Mann die Anspannung auflösen. Nicht selten führt das dazu, dass die Erektion wieder besser wird.

Sexualität, die guttut

Wenn jüngere Paare überfordert, überlastet, am Ende ihrer körperlichen Kräfte sind, staut sich der Wunsch nach Sex oft auf unselige Weise auf: »Kamen wir beide endlich ins Bett, waren wir völlig erledigt. Ich wollte nur schlafen, aber mein Mann war immer noch zappelig, vor allem dann, wenn wir schon länger keinen Sex mehr hatten. Zum stillen Liebemachen konnte ich mich selbst meist noch überreden, aber es war abgemacht, dass es keine große Nummer mehr werden würde. Ein bisschen Schubsen, okay, aber danach nur ein Miteinander-Liegen. Es war ein bisschen mühsam, aber mein Mann hat gelernt, sich in mir zu entspannen. Oft sind wir in dieser Position eingeschlafen, erst im Laufe der Nacht auseinandergerutscht. Jetzt ist es so, dass wir manchmal eine kleine, recht simple, dennoch aber richtige Nummer daraus machen. Manchmal schlafen wir auch immer noch beim ruhigen Vereinigen ein, doch oft läuft dann was am Morgen. Jedenfalls haben wir auf diese Weise öfter Sex als mein gesamter Bekanntenkreis, drei- bis fünfmal die Woche. Zwar meist nur kurz, aber dadurch, dass wir viel in Vereinigung miteinander sind, fühle ich mich stärker aufgeladen, als wenn ich einmal alle zwei Wochen den Superorgasmus hätte. Ich habe das Gefühl, den Sex zu bekommen, der mir guttut. Und mein Mann ist gut drauf, weil er oft Sex hat.«

Es gibt Paare, die sich mit einem tiefen Aufatmen in ihrer gemeinsamen Yin-Energie niederlassen und keinerlei aufregenden Sex vermissen. Andere machen die interessante Erfahrung, dass durch das entspannte Liebemachen ihre Lust auf gelegentlichen wilden Sex wieder erwacht.

Frauen, die ihre Vagina durch das respektvolle und einfühlsame Liebemachen des Mannes zunehmend wieder als heil erleben, bekommen plötzlich oft Lust, den Mann in seiner Power zu spüren! Für ihn ist das natürlich herrlich, im wahrsten Sinne des Wortes: Er darf seine Energie spüren und leben und fühlt sich willkommen, ist nicht mehr im Konflikt zwischen Macho oder Softie. Wenn er Zugang zu seiner Seele hat, dann darf er ein sehr männlicher Mann sein, die Frau wird es genießen und zu ihrer weiblichen Hingabe finden.

Machen Sie sich auf den Weg

Finden Sie die Sexualität, die zu Ihnen passt. Heben Sie den Schatz, der Ihnen gehört, indem Sie das Potenzial Ihres Körpers entfalten, Ihre Sinnlichkeit erweitern, Ihr Miteinander aktiv gestalten.

Wenn Sie Single sind oder wenn Ihr Partner nicht mitmachen mag – keine Ausreden: den Beckenboden aktivieren und Selbstliebe pflegen liegen im Bereich Ihrer persönlichen Freiheit. Mehr Energie und eine positive Ausstrahlung haben schon so manches bewegt.

Wenn Sie den Weg als Paar gemeinsam beschreiten – wie schön!

Nehmen Sie die Anregungen auf, die Ihnen am meisten zusagen, machen Sie sich das Genießen wichtig. Und fordern Sie sich ruhig auch mal heraus, etwas in der Liebe zu wagen – für sich selbst und für eine lebendige Partnerschaft.

Frust nach Anfängerglück ist übrigens normal. Seien Sie geduldig, und bleiben Sie dran. Veränderungsprozesse funktionieren nicht über Nacht.

Belohnt werden Sie mit einer Sexualität, die Ihnen rundum guttut.

Literatur

Anand, Margot: Tantra – oder die Kunst der sexuellen Ekstase. München 1995

Christinger, Doris: Auf den Schwingen weiblicher Sexualität. Eine Liebesschule für Frauen. München 2009

Gottman, John M.: Die 7 Geheimnisse der glücklichen Ehe. München 2002

Jellouschek, Hans: Wie Partnerschaft gelingt – Spielregeln der Liebe. Beziehungskrisen sind Entwicklungschancen. Freiburg 2007

Lang-Reeves, Irene: Beckenboden. Wie Sie den Alltag zum Training nutzen. München 2007

Lang-Reeves, Irene: Beckenboden. Das Training für mehr Energie mit CD. München 2002

Long, Barry: Sexuelle Liebe auf göttliche Weise. Saarbrücken 2004

Moeller, Michael Lukas: Die Wahrheit beginnt zu zweit: Das Paar im Gespräch. Reinbek 1992

Osho: Tantra. Energie und Ekstase. München 1999

Poschenrieder, Beatrice: Sex für Faule und Gestresste. So holen Sie mehr aus Ihrem Liebesleben – mit weniger Aufwand. Winterwork 2010

Richardson, Diana: Zeit für Weiblichkeit. Der tantrische Orgasmus der Frau. Köln 2004

Richardson, Diana: Zeit für Liebe. Sex, Intimität und Ekstase in Beziehungen. Köln 2004

Riedl, Michaela: Yoni-Massage. Entdecke die Quellen weib-

licher Liebeslust. Sinnlich – energetisch – spirituell. Freiburg 2006
Riedl, Michaela, und Jürgen Becker: Lingam-Massage. Die Kraft männlicher Sexualität neu erleben. Freiburg 2008
Riek, Saleem Matthias: Herzenslust. Lieben lernen und die tantrische Kunst des Seins. Braunschweig 2006
Schnack, Dieter, und Rainer Neutzling: Die Prinzenrolle. Über die männliche Sexualität. Vom Jungen bis zum Mann. Reinbek 2006
Schnarch, David: Die Psychologie sexueller Leidenschaft. München 2009
Schröter, Peter A.: Die Kraft der männlichen Sexualität: Lebensbilder für Männer. Zürich 2000
Spezzano, Chuck: Wenn es verletzt, ist es keine Liebe. Die Gesetzmäßigkeiten erfüllter Partnerschaft. München 2005
Wilber, Ken: Halbzeit der Evolution. Der Mensch auf dem Weg vom animalischen zum kosmischen Bewusstsein. Frankfurt am Main 2009
Zilbergeld, Bernie: Die neue Sexualität der Männer. Was Sie schon immer über Männer, Sex und Lust wissen wollten. Tübingen 2000
Zurhorst, Eva-Maria: Liebe dich selbst und es ist egal, wen du heiratest. München 2007

Dank

Ich empfinde tiefe Dankbarkeit dem Leben gegenüber, dass es mir ermöglicht, eine Arbeit zu tun, die mir am Herzen liegt: Menschen dabei zu helfen, körperlich und seelisch gesünder zu werden und in ihren Beziehungen glücklich zu sein.

Ganz besonders dankbar bin ich meinen Freunden, meiner Familie und allen anderen, die mich wohlwollend begleiten und emotional unterstützen – durch Ermutigung, Zusammenarbeit und Zuneigung, denn ohne sie wäre ich nicht in der Lage gewesen, dieses Buch zu wagen.

Ich danke allen, die mit mir einen Weg gegangen sind – Lehrer(innen), Kolleg(inn)en und nicht zuletzt Klient(inn)en, die sich mir gegenüber geöffnet haben, sodass wir voneinander lernen konnten.

Schließlich gilt mein herzlicher Dank all jenen, die so spontan Ja gesagt haben zu diesem Buchprojekt und mir ganz konkret dabei geholfen haben, es zu einem richtig guten Werk zu machen: Monika Murphy-Witt, Claudia Münster, Britta Hansen, Regina Carstensen und zuvorderst meine langjährigen Texthexen Agnes, Claudia und Felicitas.

Der schönste Dank gilt einem liebenden Mann. Frank, ohne dich hätte ich dieses Buch niemals schreiben können. Es wäre einfach nicht wahr gewesen.

Kontakt zur Autorin:
www.leiselieben.de